健康影响评价典型经验汇编

中国健康教育中心◎编著

U0300849

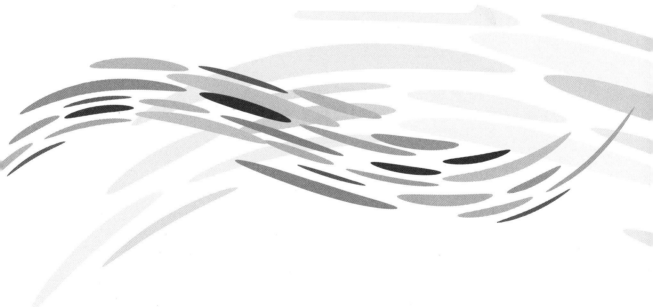

人民卫生出版社

·北 京·

图书在版编目（CIP）数据

健康影响评价典型经验汇编 / 中国健康教育中心编

著 . —北京：人民卫生出版社，2023.9

ISBN 978-7-117-35240-6

Ⅰ. ①健⋯　Ⅱ. ①中⋯　Ⅲ. ①环境影响 – 健康 – 评价

– 案例　Ⅳ. ①X503.1

中国国家版本馆 CIP 数据核字（2023）第 172855 号

| 人卫智网 | www.ipmph.com | 医学教育、学术、考试、健康，
购书智慧智能综合服务平台 |
| 人卫官网 | www.pmph.com | 人卫官方资讯发布平台 |

健康影响评价典型经验汇编

Jiankang Yingxiang Pingjia Dianxing Jingyan Huibian

编　　著：中国健康教育中心

出版发行：人民卫生出版社（中继线 010-59780011）

地　　址：北京市朝阳区潘家园南里 19 号

邮　　编：100021

E - mail：pmph @ pmph.com

购书热线：010-59787592　010-59787584　010-65264830

印　　刷：河北环京美印刷有限公司

经　　销：新华书店

开　　本：787 × 1092　1/16　　印张：12

字　　数：292 千字

版　　次：2023 年 9 月第 1 版

印　　次：2024 年 1 月第 1 次印刷

标准书号：ISBN 978-7-117-35240-6

定　　价：68.00 元

打击盗版举报电话：010-59787491　E-mail：WQ @ pmph.com

质量问题联系电话：010-59787234　E-mail：zhiliang @ pmph.com

数字融合服务电话：4001118166　E-mail：zengzhi @ pmph.com

《健康影响评价典型经验汇编》
编写委员会

陶　利　重庆市巴南区爱国卫生服务中心
王　辉　浙江省杭州市临安区卫生健康局
王　兰　同济大学建筑与城市规划学院
王大勇　浙江省温州市疾病预防控制中心
王建勋　浙江省杭州市健康城市指导中心
王夏玲　中国健康教育中心
王小合　杭州师范大学公共卫生学院
吴　敬　中国健康教育中心
夏青云　郑州大学公共卫生学院
徐　勇　湖北省宜昌市疾病预防控制中心
徐水洋　浙江省疾病预防控制中心
徐烟云　杭州师范大学公共卫生学院
叶小俊　浙江省衢州市常山县卫生健康局
曾红祥　浙江省衢州市常山县人民医院
张　萌　杭州师范大学公共卫生学院
张海兰　上海同济城市规划设计研究院有限公司
张菊英　甘肃省金昌市爱国卫生运动委员会办公室
郑韵婷　福建医科大学卫生管理学院
周思宇　杭州师范大学公共卫生学院
朱月华　浙江省湖州市南浔区卫生健康局

主　　编　卢　永　钱　玲
副 主 编　张　萌　徐　勇　施　敏　孙　桐
主　　审　李长宁　吴　敬
副 主 审　王　兰
审稿专家（按姓氏拼音首字母排序）
　　　　　　李星明　梁小云　刘继恒　卢　永　吕战胜　钱　玲
　　　　　　施　敏　史宇晖　孙　桐　王　兰　王建勋　徐　勇
　　　　　　徐水洋　张　萌
编写秘书　王夏玲　安芮莹

党中央、国务院高度重视人民群众健康。2016年8月，习近平总书记在全国卫生与健康大会上强调，要把人民健康放在优先发展的战略地位，树立大卫生、大健康的观念，将健康融入所有政策，全面建立健康影响评价评估制度。2016年10月，中共中央、国务院印发并实施《"健康中国2030"规划纲要》，要求"全面建立健康影响评价评估制度，系统评估各项经济社会发展规划和政策、重大工程项目对健康的影响，健全监督机制。"2019年12月，第十三届全国人民代表大会常务委员会第十五次会议通过的《中华人民共和国基本医疗卫生与健康促进法》（简称《基本医疗卫生与健康促进法》）规定："各级人民政府应当把人民健康放在优先发展的战略地位，将健康理念融入各项政策。""建立健康影响评估制度，将公民主要健康指标改善情况纳入政府目标责任考核。"

为贯彻落实全面建立健康影响评估制度，2017年国家卫生和计划生育委员会牵头开展健康影响评价方法和路径专题研究和县级层面试点工作，随后湖北宜昌、浙江杭州、浙江省等相继在地市级层面探索试点，2021年7月，全国爱国卫生运动委员会办公室（简称"全国爱卫办"）、健康中国行动推进委员会办公室（简称"健康中国行动推进办"）在全国开展健康影响评估制度建设试点工作。中国健康教育中心作为试点工作管理办公室，在充分调研和总结全国各地区试点工作的基础上，组织国内相关领域的专家、学者共同编写了《健康影响评价典型经验汇编》一书。

本书将健康影响评价基本理论和实践相结合，总结了各试点地区在评估机制建设，评价方法学探索和针对重点领域、重点问题开展健康影响评价等方面的经验，既有全省域健康影响评估制度建设试点的经验，又有城市、县区政府结合自身情况探索健康影响评价运行机制的做法，既有公共政策、重大工程和项目健康影响评价的探索，又有运用信息化技术助力开展健康影响评价的实践，以求内容丰富并有一定的参考指导性，为各地开展健康影响评估制度建设和健康影响评价工作提供借鉴。

在编写过程中难免有不妥之处，欢迎各位同仁和读者批评指正，我们将不胜感激。

编写委员会
2023年3月

附　录　/ 159

主要参考文献　/ 183

第一篇
健康影响评估制度建设

建立健康影响评估制度是实施健康中国战略的核心策略之一，是协调经济社会发展与人民健康之间关系的一种制度安排，是使"将健康融入所有政策"从理念变成现实的政策实践，是体现健康优先理念的重要抓手，也是健康治理体系和治理能力现代化的重要内涵。

本篇共收集了10个案例，分别来自浙江、湖南、重庆和甘肃四省（市）的典型经验案例，其中省级案例1个，市级案例5个，县级案例3个，高等院校案例1个。

浙江省在全省范围探索推动健康影响评估制度建设，系统化构建健康影响评价工作机制，不断完善健康影响评价工作体系。省市县三级基本建立了适合当地的健康影响评估机制，从公共政策入手逐步扩大评价范围至全领域政策，将健康影响评价作为实操工具，探索完善"将健康融入所有政策"策略制度化的实施路径，推动各部门主动将健康融入公共政策。

浙江省杭州市基于多年的健康影响评估制度化建设实践，在国内首创实现了公共政策健康影响评价的"数智化"运作模式，保障了健康影响评价各项工作的科学、高效、便捷。温州市以健康温州建设领导小组办公室（市健康办）为统一领导协调，组建了由健康影响评价所、高等院校以及其他第三方评价机构组成的健康影响评价技术合作体系，构建了健康影响评价专家库、文献库、案例库。湖南省衡阳市市委、市政府主要领导高度重视健康影响评价工作，从组织层面做到了有机构、有机制、有人员、有目标，成立了市级健康影响评价办公室，建立了部门联络机制。重庆市巴南区建立了健康影响评价工作联席会议制度、定期工作交流制度、考核管控制度，将工程项目健康影响评价纳入环境影响评价同步开展并形成专章。甘肃省金昌市建立了强有力的行政推进机制、科学规范的技术支撑机制和切实可行的监督保障机制。

在县级层面上，浙江省绍兴市新昌县在全县范围47个部门、街道实现了健康影响评价工作的全覆盖。衢州市常山县形成了"一策一评""一策一人""一策一档"的做法，确保了健康影响评价工作全面、精确、闭环管理。浙江省临海市"一盘棋"统筹推进，建立了数字化信息系统，实施了"一站式"评价流程，实现了健康影响评价工作的制度化。

另外，如何发挥高校专家队伍在健康影响评价工作中的技术支撑作用，杭州师范大学进行了探索实践。

上述案例地区结合自身情况，在机制、流程和方法上进行探索创新，所形成的经验可为其他同类地区开展健康影响评估制度建设提供借鉴。

全面部署，系统推进，积极探索建立健康影响评估制度，协同助力健康浙江建设

摘要　2020年，浙江省在前期理论研究的基础上，确定在省域层面探索推动健康影响评估制度建设，系统化构建健康影响评价工作机制，持续性完善健康影响评价工作体系。确立了以"试点先行，稳步推进"的原则部署省、市两级先行试点，以点带面，逐步带动从而覆盖全省；从公共政策入手逐步扩大评价范围至全领域政策；将健康影响评价作为实操工具，探索完善"将健康融入所有政策"制度化的实施路径，推动各部门主动将健康融入公共政策。各试点地区积极探索健康影响评估制度建设和健康影响评价的实施路径和方法，基本建立了适合当地的评估机制。随着试点工作的推进，各级政府和相关部门"将健康融入所有政策"的理念进一步强化，省、市、县三级的业务骨干队伍能力进一步加强，各试点地区融合当地元素形成了富有区域辨识度和创新性的健康影响评价工作模式。

一、工作背景

健康影响评价是评价政策、规划或项目对特定人群的健康影响及其影响在人群中分布状况的一种实用方法。其目的是消除或减轻政策、规划或项目所带来的消极影响，扩大积极影响，使其更好地服务于人群健康。近年来，为了更好地促进健康和健康公平，世界卫生组织（WHO）在全球范围内积极倡导"将健康融入所有政策"理念。2016年我国在《"健康中国2030"规划纲要》中提出"将健康融入所有政策"的核心策略，建立健康影响评估制度正是落实这一策略的重要手段。

浙江省于2017年组织开展健康影响评估制度课题研究，初步提出了健康影响评价的工具、流程及框架，为开展健康影响评价工作奠定了基础。2020年5月，省委省政府健康浙江建设领导小组办公室（简称"省健康办"）本着试点先行、稳步推进的原则，制订了《浙江省公共政策健康影响评价评估试点工作方案》，以"5+6"（5个省级试点、6个市级试点）的形式在全省11个市各确定一个试点，两级试点同部署、同推进，要求各地结合实际，积极探索公共政策健康影响评估制度的实施路径，逐步积累实践经验。2021年，在前一年工作的基础上进行提质扩面，将试点地区增加到34个（11个省级试点和23个市级试点），试点的广度和深度进一步拓展，并在全国形成一定的影响力。同年4月，"深化健康影响评价试点工作"列入《浙江省卫生健康事业发展"十四五"规划》，成为深入贯彻实施《健康浙江行动》的重要内容，有力地推动了全省健康促进体系和工作机制建立健

全。7月，全国爱卫办下发《关于开展健康影响评价评估制度建设试点工作的通知》，确定在健康城市建设中开展健康影响评估制度建设试点工作，在试点范围上选择1个省份和其他各省份（含新疆生产建设兵团）的1个地级市作为国家级试点，浙江省成为全国唯一的省域试点。10月，国家卫生健康委员会和浙江省人民政府签署了《关于支持浙江省卫生健康领域高质量发展建设共同富裕示范区的合作协议》，支持浙江省开展健康影响评估制度国家试点建设工作，率先建立"将健康融入所有政策"的工作机制。浙江省正在全力推动卫生健康领域共同富裕建设，这既是卫生健康事业前所未有的重大发展机遇，也对卫生健康工作提出了更高要求。健康影响评估制度国家试点建设工作体现了对健康治理机制的重构，通过开展有针对性、富创新性的先行先试，力争浙江经验的可复制和可推广，当好全国卫生健康领域共同富裕的"探路先锋"。

二、工作思路

健康影响评估制度建设是"将健康融入所有政策"落地落实的重要载体，也是健康浙江建设的重要组成部分。浙江省以"系统建设，全面开展"为目标，以"试点先行，稳步推进"为路径，以点带面将健康影响评价工作逐步覆盖全省；以开展公共政策健康影响评价为切入点，探索扩大评价范围至规划和工程项目；将健康影响评价作为实操工具，探索"将健康融入所有政策"策略制度化的实施路径，推动各部门主动将健康融入公共政策。

三、主要做法

（一）试点先行，积极探索健康影响评价路径和方法

1. 明确部门职责分工

浙江省着力构建"党委领导、政府负责、部门协作、社会参与"的工作格局，在各级政府和相关部门的努力下，初步建立健康影响评价的实施路径。明确各级政府是健康影响评估制度建设和实施的责任主体；各政策制定部门和工程项目单位是健康影响评价工作的实施主体；各级卫生健康部门及健康影响评价专家库是健康影响评价工作的技术支撑主体；同级政府健康建设领导小组办公室（以下简称健康办）是健康影响评价工作的管理主体，负责本行政区域内健康影响评价工作的组织实施和协调督办。各主体通力合作，不断完善健康影响评价工作机制，稳步推进健康影响评价工作的实施。

2. 组建专家技术团队

卫生健康部门根据地域智库资源，按照"以卫生健康为主、涵盖各行业部门技术领域"的原则，遴选专家组成健康影响评价的省、市、县（市、区）三级专家库，为健康影响评价工作提供技术支撑。专家库实行动态管理，资源共享。健康影响评价省级专家库负责本级政府及部门的健康影响评价，并对全省开展业务指导；市级专家库负责本级政府及部门的健康影响评价，并对所辖县（市、区）开展业务指导；县（市、区）级专家库负责本区域内的健康影响评价。省、市、县（市、区）三级专家库之间实现资源共享。各地区健康影响评价专家库组建后，针对健康影响评价的内容和技术操作程序以及相关研究和工作进展定期开展专门培训、交流学习、座谈研讨，持续提升专家能力和水平。

3.发挥考核宣传作用

积极探索把健康影响评价工作纳入健康浙江考核指标和各级政府年度工作目标责任考核指标体系中，有效发挥考核的激励约束作用；通过多种方式，多维度地加大"将健康融入所有政策"的宣传，强化政府和部门健康优先发展理念，促使各部门充分认识到本部门工作对人民群众健康的重要意义，积极主动开展健康影响评价工作。部分试点地区结合数字化建设工作，运用云计算和大数据等信息技术手段，积极创新健康影响评价方法，进一步加强部门协作，推进跨部门信息共享，多渠道收集文献、相关人口统计、健康数据和环境测量结果数据，进一步科学规范地开展经济社会发展规划和政策、重大工程项目的健康影响评价。

（二）创新示范，初步建立健康影响评价工作机制

试点地区以各地实施健康影响评价相关政策文件为依据，以《浙江省公共政策健康影响评价工作手册（2021版）》为参考指南，将健康影响评价路径各项步骤的具体方法与当地实践相结合，探索出具有地方特色的健康影响评价工作模式。如杭州市于2019年和2021年分别印发了《杭州市公共政策健康影响评价试点实施方案（试行）的通知》《关于印发杭州市公共政策健康影响评价试点实施细则的通知》，从政府层面加强顶层设计，积极推行健康城市理念，探索健康影响评价数字化。杭州市健康城市指导中心在致力于市本级健康影响评价工作的基础上，积极部署所辖区县，全域推进该项工作，推动形成富有成效的工作方法，如富阳区健康办和富阳区法治办联合发文，将健康影响评价作为规范性文件合法性审查的必经程序和必然组成部分。

（三）多措并举，提升健康影响评价工作的实操能力

在疫情常态化防控形势下，各地采用线上与线下培训相结合的方法，努力提升健康影响评价队伍专业能力。一是联合高等院校，通过案例讲评、头脑风暴、桌面演练等形式开展健康影响评价实训，邀请高校团队赴基层现场调研指导；二是定期组织试点地区开展交流座谈，分享交流经验、分析问题、探讨对策；三是建立全省健康影响评价工作群，定期晾晒试点工作进度，展示各地成效做法，互相参考学习；四是组织编写浙江省健康影响评价工作手册并逐年进行迭代升级，为推进健康影响评价工作提供理论和实践指导。2020年以来，浙江省健康办和浙江省卫生健康监测与评价中心通过举办理论讲授、系统性带教和实践性操作等多种形式的交流培训，全面提升试点市、县（区/市）健康影响评价工作相关人员工作能力。

（四）鼓励先行，健全健康影响评价工作的跨部门协作工作机制

各试点地区在各级党委和政府的领导下，构建了健康影响评价协同工作网络，基本畅通了各级和各部门间健康影响评价的信息沟通、资源共享、政策咨询等渠道，落实了目标任务，夯实了工作责任，强化了健康影响评价的责任追究机制。各部门确定一名领导，负责本部门健康影响评价协调管理工作，并指定专人负责本部门健康影响评价工作的具体组织工作，与本级健康办对接，确保完成本部门健康影响评价工作。

四、工作成效

（一）健康影响评估制度建设稳步推进

自2020年5月在全省组织开展健康影响评价试点工作以来，浙江省积极探索建立健康影

响评估制度的实施路径，健康影响评价工作取得了突破性进展，初步建立了公共政策健康影响评价工作机制，重大工程项目健康影响评价实施路径探索也取得了实质性进展，各级政府、部门"将健康融入所有政策"理念得到进一步提升。目前，健康影响评价工作已列入浙江省卫生健康事业发展"十四五"规划和浙江省卫生健康领域高质量发展建设共同富裕示范区重要内容，浙江省是全国唯一的健康影响评估制度建设省域试点。2年多来，浙江省健康影响评价工作的开展区域不断拓展、工作内涵不断延伸、实践成果不断丰富，推动了健康影响评价的高质量跨越式发展。截至2022年12月，全省98个市、县（市、区）开展了健康影响评价工作，覆盖率达到97%；对370余件公共政策、规划和工程项目开展健康影响评价。

（二）健康影响评价技术支撑不断夯实

完成《浙江省公共政策健康影响评价工作手册（2021版）》的编写，并在此基础上迭代形成《浙江省健康影响评价工作手册（2022版）》；完成《2021年度浙江省公共政策健康影响评价评估政策执行情况分析》，评价分析全省健康影响评价工作开展情况，对评价工作流程和具体内容提出修改建议；汇总、梳理、遴选2020和2021年度的评价案例并分别汇编成册；省级及各试点地区开展了形式多样、内容丰富的健康影响评价业务培训，培养了一支业务骨干队伍；建立了省、市、县三级专家库，为全省不同领域的健康影响评价工作提供专家支持。

（三）健康影响评价经验成果提炼推广

各地在全面完成试点工作要求的同时，结合自身实际，发挥区域优势，涌现出一批工作扎实、成效突出的典型经验：杭州市从政府层面加强顶层设计，积极推行健康城市理念，将健康影响评价工作融入健康城市建设，探索开发健康影响评价辅助决策系统；温州市利用区域优势，与温州医科大学广泛开展合作，尝试构建"三角三库"健康影响评价工作体系，不断夯实健康影响评价工作基础，充分发挥对辖区内县（市、区）的区域引领和技术指导作用；临海市积极尝试第三方合作，依托信息化技术手段，开辟建立线上评价路径，大幅提升公共政策评价效率；新昌县建立有效机制将责任落实到部门，目前全县47个部门和街道开展健康影响评价并初见成效；常山县创新性提出"首拟负责制"，建立"一个中心＋一组网络＋一套标准"的工作方法，对按标准程序开展的公共政策、规划和工程项目按7个阶段标准规范地开展"一策一评价"；定海区以民生工程项目为切入口，根据工程进度及时跟进评价，在工程项目建设中积极融入健康理念。

五、经验亮点

（一）不断完善健康影响评价操作技术规范，提升能力水平

浙江省全面落实"将健康融入所有政策"的理念，积极探索健康影响评估制度的实施路径的同时，完成了《浙江省公共政策健康影响评价工作手册（2021版）》和《浙江省健康影响评价工作手册（2022版）》的编写，手册系统说明了健康影响评价的总体要求、评价路径、实施计划和相关保障机制，为健康理念融入所有政策提供了参考准则和适宜标准，为将健康影响评价列入各部门制定公共政策的全过程确立了规范；分别编印了2020和2021年度的《健康影响评价案例汇编》；省级及各试点地区开展了形式多样、内容丰富的健康影响评价业务培训，培养了一支健康影响评价业务骨干队伍。

（二）积极探索健康影响评价跨部门工作机制

通过将拟出台政策文件的健康影响评价过程纳入该政策文件的征求意见环节，实现健康影响评价与行政流程的融合，既保障了政策出台路径的简明顺畅，又保障了公共政策健康影响评价的可持续性推进。部分试点地区积极探索公共政策健康影响评价和合法性审查、重大工程项目健康影响评价和环境影响评价的融入途径和方法，协调部门间的责权和流程的衔接，拟合多方面力量形成条块结合、上下联动的跨部门协作机制。

（三）促进社会各方广泛参与健康影响评价实践

通过将利益相关方纳入重大工程项目的健康影响评价过程，把人群的满意度作为评价的指标之一，体现健康共建共享中社会公众的主体责任，使居民直接参与民生相关政策的调整，做自己健康的第一责任人。

六、挑战与展望

一是顶层设计和实践探索相结合，夯实制度之"基"。目前已将健康影响评价工作内容纳入健康浙江考核，全省健康影响评价工作指导意见也即将出台，以进一步明确政府管理主体责任，落实部门实施主体责任。要继续完善配套工作制度，落实经费保障，明确各相关部门和评价主体机构的职责，因地制宜开展健康影响评价工作，积极推进健康影响评估制度实施路径和方法创新，探索公共政策健康影响评价与合法性审查、重大工程项目和环境影响评价的跨部门协同机制。

二是建立机制和部门协作齐发力，推动工作之"实"。《浙江省卫生健康事业发展"十四五"规划》和《浙江省健康影响评估制度建设工作方案（2022—2025年）》等明确提出了相关工作要求，要继续完善配套工作规范，加快完善跨部门工作协调机制，建立各级政府负责组织领导、各部门负责具体实施、卫生健康部门负责提供技术支持的协作平台，形成政府主导、上下联动、部门合力的工作机制，进一步完善职责分工明确、部门协同高效、流程科学合理的工作网络。

三是技术指导和培训宣传双提升，搭建支撑之"台"。完善健全省、市、县三级专家库，为健康影响评价工作提供智库支撑和技术指导。持续修订完善浙江省健康影响评价工作手册，进一步规范健康影响评价的内容、标准、方法和流程。充分发挥区域引领作用，建立多层级的培训体系，不断强化健康影响评价队伍的能力建设。加强与高校、科研机构和专业咨询机构合作，借智借力做好健康影响评价工作。强化社会宣传，使各级政府、部门及公众充分认识到健康影响评价的重要性和必要性，提升开展健康影响评价的技能和水平，推动决策部门落实健康优先理念。

四是考核督查和表彰激励同应用，发挥导向之"用"。结合《"健康中国2030"规划纲要》要求，不断完善考核评价体系中有关健康影响评价工作的内容和指标，发挥健康中国行动考核和健康浙江考核的指挥棒作用，以考核促行动，落实对各级政府、各部门的考核问责机制。推动把健康影响评价工作纳入政府年度工作目标责任考核指标体系中，有效强化各级政府建立健康影响评估制度、实施健康影响评价的主导作用，落实各部门健康影响评价主体责任，形成"大卫生、大健康"工作格局。

（撰写 施 敏 张 萌；审核 徐水洋）

专家点评

本案例介绍了浙江省在健康影响评价工作中的思路、做法，工作效果以及挑战，为各地开展健康影响评价提供了宝贵的经验。

本案例以市、县（区/市）两级先行试点，积极探索健康影响评价的路径和方法；创新示范，初步建立适合各级试点地区的健康影响评价机制；多措并举，提升健康影响评价工作的实操能力；鼓励先行，健全健康影响评价工作的跨部门协作工作机制；结合数字化建设工作，运用信息技术手段，推进跨部门信息共享。这些举措为各地健康影响评价工作的切入、推进和深化提供了借鉴。

本案例在探索健康影响评估制度实施路径方面取得了突破，也取得了一定的成效。如各级政府和相关部门"将健康融入所有政策"的理念进一步深化，增强了整个公共政策体系的"健康意识"；群众对健康浙江的认知度和满意度进一步提升；省市县三级的健康影响评价业务骨干队伍能力进一步加强；各试点地区融合本区域相关元素进一步开展了富有地区辨识度的健康影响评价"自选动作"创新等。

本案例的突出之处还在于：①积极探索健康影响评价的跨部门工作机制，以及与行政流程结合的工作思路；②推动健康共建共享，促进社会各方广泛参与健康影响评价的实践。

（点评　孙　桐　徐水洋）

浙江省杭州市：公共政策健康影响评价机制建设实践

摘要 公共政策健康影响评价是健康治理体系和治理能力现代化的重要内涵，是贯彻"将健康融入所有政策"、体现健康优先发展理念的重要抓手。杭州市自2016年启动健康影响评价工作的探索，是国内最早由政府层面推动公共政策健康影响评价工作的城市之一；其智库支撑、数字赋能的特色，使得杭州市最早实现了健康影响评价的数字化。目前，杭州市已形成了体系较健全、机制较完善、流程较合理，具有一定特色的公共政策健康影响评价模式。

一、工作背景

2016年4月，杭州市政府在国内率先把"将健康融入所有政策"写入了地方国民经济和社会发展"十三五"规划。杭州市健康杭州建设领导小组办公室（简称"市健康办"）将"城市治理框架下健康影响因素前置评估和实际应用可行性研究及推广"作为《杭州市建设健康城市"十三五"规划》的重点项目推进，并于2017年11月正式启动了公共政策健康影响评价探索研究项目。2019年1月，实施公共政策健康影响评价被列为杭州市委深改委年度重点改革任务。同年10月，杭州市政府办公厅印发了《杭州市公共政策健康影响评价试点实施方案（试行）》，杭州市成为国内省会城市和副省级城市中最早由政府层面推动公共政策健康影响评价的城市。2021年6月，依托数字赋能优势，杭州市研发了"公共政策健康影响评价辅助决策系统"，在国内率先实现了对公共政策健康影响评价的"数智化"运作模式。

二、主要做法

（一）提升部门健康理念

自2017年起，杭州市陆续将"健康融入所有政策"相关内容列入各区、县（市）组织部门、地方党校年度各类干部培训课程，并作为健康杭州建设年度考核指标，要求各区、县（市）将大健康主题纳入党校培训课程大纲，积极开展干部培训，提升属地领导干部大健康治理能力和健康影响评价工作意识，推动党委、政府把健康促进作为解决城市健康问题的重要策略，加大健康影响评价工作力度。

（二）完善评价组织体系

依托健康杭州建设领导小组"6+1"大健康共建平台，杭州市建立了由管理主体、责

9

任主体、组织协调主体、技术支撑主体共同参与的健康影响评价组织架构。

明确各级政府作为建立健康影响评估制度、实施健康影响评价的管理主体，统筹管理全市健康影响评价工作，研究公共政策健康影响评价实施过程中的重大问题，审议和推动健康影响评价工作。

相关政策起草部门作为健康影响评价的主要责任主体，负责组织开展本部门政策性文件的健康影响评价工作。

各级健康办作为组织协调机构，负责制定工作方案及实施细则等政策文件、组建健康影响评价专家库、提供相关咨询服务、负责本区域内健康影响评价工作的组织协调、信息沟通、经验分享以及定期督导，有序地推进健康影响评价工作。

各级卫生健康部门及健康杭州建设专家咨询委员会作为技术支撑主体，为健康影响评价工作提供行业支撑和技术支持。同时，杭州市结合市、县、区实际情况，逐步建立起健康影响评价市县两级评价体系。

（三）明确评价操作流程

为提升杭州市健康影响评价工作推进的可行性和规范性，杭州市健康办编制了《杭州市公共政策健康影响评价试点实施细则》《杭州市公共政策健康影响评价试点工作手册》，明确健康影响评价实施路径和操作流程，主要包括备案登记、文件筛选、遴选专家、实施评价、监测评估5个步骤。

（四）充实专家智库力量

杭州市依托健康杭州专家咨询委员会技术力量，根据"卫生健康为主，涵盖各行业部门技术领域"原则，面向市直机关、专业技术机构以及在杭高校，遴选各领域专家组成健康影响评价专家库，根据健康影响评价工作的实际开展情况，对专家库成员进行适当调整与更新，目前已组建涵盖公共卫生、健康治理、社会保障、产业经济等专业领域的专家60余人，基本满足目前杭州市健康影响评价对于行业专家的需求。

（五）创新监测评价体系

杭州市依托城市大脑平台，结合地方电视台"民意直通车"以及地方电台"民情热线"和信访等多方途径，对拟定政策发布实施情况和实施后的健康影响展开监测与评估，掌握政策发布实施的效果、评估政策可能的潜在健康影响、了解相关群体的健康诉求、掌握健康影响因素的长期发展趋势。

三、实施成效

杭州市公共政策健康影响评价自实施以来，组织体系趋于完善，全市所有区、县（市）均已印发评价意见，并建立市县共享的评价专家库。自2020年以来，市本级已经完成各类政策（文件）、规划及项目评价近50件。其中，由杭州市规划设计研究院牵头编制的《杭州市公共空间提升规划》全文采纳了健康影响评价意见，为全市优化公共空间建设注入丰富的健康元素；由共青团杭州市委牵头编制的《杭州市中长期青年发展规划（2019—2025年）》对健康影响评价意见的13条意见，全部采纳10条，部分采纳3条，规划的实施对保障青年群体健康权益发挥了重要作用；由杭州市民政局牵头编制的《杭州市实施〈关于加快推进慈善事业高质量发展的实施意见〉办法（征求意见稿）》对健康影响评价的 18 条意见，全部采纳 12 条，部分采纳 1 条。由杭州市民政局牵头编制的《杭州市"弱有众扶"社会救助综合改革试点实施方案（2022—2024 年）》对健康影响评价 8 条意见，采纳了 5 条。

此外，《杭州市国民经济和社会发展"十三五"规划纲要》回顾性健康影响评价案例入选 2020 年度浙江省健康影响评价案例汇编，为地方重大规划开展前瞻性健康影响评价积累了重要经验。《杭州市实施〈关于加快推进慈善事业高质量发展的实施意见〉办法（征求意见稿）》《拱墅区关于全面实施"春风常驻"共建共享美好生活的若干规定（征求意见稿）》《杭州市余杭区"十四五"生态环境保护规划（报批稿）》《临安区全民健身实施计划（2021—2025 年）》健康影响评价案例入选 2021 年度浙江省健康影响评价案例汇编，为全省各地市开展健康影响评价工作并形成健康影响评价案例提供了典型示范。

四、特色亮点

（一）研发健康影响评价辅助决策系统

2017 年 11 月，为提升健康影响评价工作的标准化与信息化水平，杭州市健康办启动了"基于自然语言人工智能处理技术的杭州市公共政策健康影响评价辅助决策系统"研发工作，通过平台化管理、智能化辅助和可视化操作，为评价主体开展公共政策健康影响评价提供决策辅助。2021 年 6 月，该系统正式发布。目前，该辅助决策系统已初步实现自动识别健康影响因素关键词，自动检索健康影响支撑文献，智能输出相应修订建议等系列功能。

（二）建立健康影响评价合作机制

杭州市健康办与杭州师范大学、同济大学建筑与城市规划学院、北京大学公众健康与重大疫情防控战略研究中心、中国健康教育中心、杭州国际城市学研究中心建立了合作关系，不断夯实健康影响评价智库支撑。每年不定期为各区、县（市）健康影响评价工作人员开展培训，提升区县健康影响评价工作的技术水平。

（三）发挥健康杭州考核约束作用

为充分调动全市各级各部门开展健康影响评价工作的积极性，杭州市充分发挥健康杭州考核的约束激励作用，将公共政策健康影响评价工作开展情况纳入健康杭州建设年度考核内容。"以考核促提升、以考核促落实"。

健康优先是中国式现代化的重要特征之一。公共政策健康影响评价既是对各级党委政府健康治理体系的考验，又是提升治理能力现代化的重要抓手。当前，在国家卫生健康委员会关于全国健康影响评价评估制度建设试点工作的推动下，试点地区的健康影响评价探索工作快速开展，呈现出百花齐放和百家争鸣的局面。接下来，杭州市将充分发挥环境人文优势，挖掘体制机制改革优势，利用数字化优势，加强交流合作，推动自主创新，为全国公共政策健康影响评价试点探索更多杭州经验。

（撰写　王建勋　李金涛；审核　徐水洋）

专家点评

　　本案例介绍了杭州市系统建立公共政策健康影响评价工作机制，全面夯实评价技术支撑的基本思路和具体方法，为各地开展健康影响评价工作提供了宝贵的经验。

　　本案例的亮点主要体现在：一是依托体制机制改革优势，率先从政府层面推动开展健康影响评价，建立市县两级评价体系，不断提升各级政府部门的健康治理能力；二是融合专业技术能力优势，联合杭州师范大学、杭州国际城市学研究中心等教学科研机构开展学科研究，遴选各领域专家组建专家库，持续夯实健康影响评价智库支撑；三是利用数字信息赋能优势，成功研发健康影响评价决策辅助系统，在提升评价工作效率的同时将评价工作标准化；四是发挥考核约束激励作用，将健康影响评价工作纳入健康杭州建设年度考核，充分调动各级各部门的工作积极性。

（**点评　孙　桐　施　敏**）

浙江省温州市：发挥"三角"作用，强化"三库"建设，积极探索健康影响评价技术支撑模式

摘要 健康影响评价有利于消除或减轻政策、规划或项目所带来的消极影响，扩大积极影响，使其更好地服务于人民健康。温州市积极探索健康影响评价的路径和方法，初步建立适合本区域的健康影响评价机制。随着试点工作的推进，温州市着力打造了"三角""三库"健康影响评价技术支撑模式，通过进一步加大培训力度，强化宣传动员，不断提高各部门的思想认识；加强相关配套法律法规建设，不断完善健康影响评价"三角"工作体系；持续开展健康影响评价专业知识培训与学习交流活动，不断稳固健康影响评价"三库"技术支撑体系，不断探索具有温州特色的健康影响评价工作路径，努力提升广大群众的健康获得感、幸福感和安全感。

一、工作背景

自 2020 年开始，温州市健康影响评价由龙湾区开始试点，逐步拓展到全市 9 个县（市、区）。在试点伊始，温州市支持鼓励各试点地区在完成规定动作的同时，结合实际积极开展自主探索。由于健康影响评价工作尚处于起步阶段，在健康影响评价实际操作中，各试点单位均感到技术支撑不足，开展评价工作困难较大、质量不高，亟须在技术协作和技术支撑方面取得突破。在健康温州建设领导小组办公室（市健康办）的牵头下，温州市依托本土人才优势，勇于开拓创新，在工作体系搭建、评价技术领域展开积极探索，着力打造了"三角""三库"健康影响评价新模式，有效地提升了基层单位的评价能力和评价质量。

二、工作思路

（一）分批试点，积极探索健康影响评价的路径和方法

支持鼓励各试点地区在完成规定动作的同时，结合实际积极拓展自选动作。瑞安市在开展《瑞安市青年发展型城市建设实施方案（2022—2025 年）》健康影响评价时，特邀两位青年代表作为利益相关方，让他们从自身角度切入，参与到政策评价中来，提出自己的意见，从而促使把健康理念全方面融入政府决策、部门施策和群众生活中。鹿城区、龙湾区、瓯海区、洞头区、乐清市、瑞安市、平阳县、泰顺县加强与温州医科大学等高校合

作，依托第三方专业机构推动健康影响评价工作规范化开展。温州市本级率先开展重大工程项目健康影响评价，依托第三方专业机构研发重大工程项目评价指标体系，该指标体系从安全保障、卫生保障、交通管理、社区友好、设施功能、愉悦功能和舒适功能七个方面，构建专家评价量表，实现了评价的专业性和操作的简易性的良好平衡，有效提升了重大工程项目的评价效果。

（二）开展培训，不断提升健康影响评价技术能力

充分发挥主办方（市健康办）、协办方（第三方机构、专家学者）、参与方（受培人员）作用，密切合作，线上线下相结合，举办各种专题培训班10余场，受训人员涉及工作网络成员、健康影响评价专家共计200余人。多次邀请省级健康影响评价专家赴基层现场辅导，营造浓厚的学习氛围，推动将学习成果转化为推进试点工作的智力资源。

三、主要做法

（一）建立健康影响评价"三角"工作体系

在市健康办的统一领导下，温州市组建了由健康影响评价所（健评所）、地方高校和第三方评价机构组成的健康影响评价技术合作"三角"，如图1-1所示。具体为：在市疾控中心内部增设健康影响评价所，定位为健康影响评价的技术标准制定者和评价质量控制者，目前有6名工作人员已经到位。地方高校定位为健康影响评价技术研发平台、专业技术人才培养平台。温州医科大学成立了健康中国研究中心，中心设立健康影响评价专业研究部门。第三方评价机构主要为健康影响评价的执行者、服务提供者。三类机构密切配合，发挥各自的优势，共同推动健康影响评价工作。

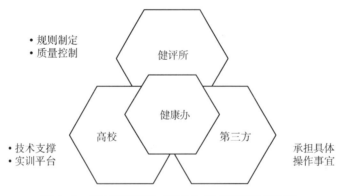

图1-1 健康影响评价"三角"技术支撑工作体系

（二）构建健康影响评价"三库"技术支撑

健康影响评价"三库"技术支撑体系中的"三库"是指：由多行业高水平专家组成的专家库、健康影响评价重点领域专业文献库、健康影响评价案例库。目前市、县两级专家库成员达到315人，其中市级专家库80人，县级专家库235人，市县两级专家实现共建共享。在专业文献库建设上，依托公共文献数据库资源，建立健康影响评价学术成果库和法律典集库两个子库，收集了大量相关文献，根据评价事项的不同，由第三方专业团队对文献进行专业化的整理分析，并制作评前材料供专家评价时参考，后期考虑将该库逐步向

社会开放。案例库的建设主要是与县市区、高校和第三方专业机构展开深度合作，收集整理健康影响评价案例，并进行归纳提升，形成参考案例。目前，已经收集到120个案例，涉及重要政策、重点规划和重大工程项目三大类，政策案例库涵盖妇幼健康、社会保障、经济发展、特殊人群权益、体育教育等领域，重点规划涵盖空间发展规划、机构设置规划、城市公用设施建设规划等领域，重大工程项目涵盖民生项目、城市公用项目、交通建设项目等领域。

通过构建健康影响评价的技术底座，降低健康影响评价专家参与评价的门槛，极大地提高了评价效率和评价质量。健康影响评价"三库"支撑体系如图1-2所示。

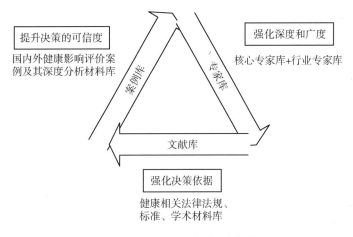

图1-2 健康影响评价"三库"模型

四、工作成效

基于"三角""三库"健康影响评价模式，温州市先后对12项公共政策进行了评价。从结果来看，由于多数专家提出的评价意见具有坚实的证据基础，公共政策起草部门对评价意见的接受度比较高。其中事前评价总共提出了38条意见，各部门采纳33条，采纳率达到86.48%，部分意见未采纳主要是缺乏上位法支持或财力无法支撑相应的改变。"三角""三库"健康影响评价技术支撑模式应用情况如表1-1所示。

▼ 表1-1 "三角""三库"健康影响评价技术支撑模式应用情况

序号	公共政策名称	意见采纳情况
1	《关于建设儿童友好城市的实施意见》	全部采纳
2	《温州市公众场所AED设置三年行动计划（2022—2024年）》	全部采纳
3	《关于规范温州市居民住宅二次供水设施建设与管理的实施意见》	未采纳*
4	《瑞安市关于建设儿童友好型城市的实施意见》	采纳率均超过80%
5	《瑞安市教育局关于进一步加强学校食堂和小卖部管理工作的通知》	
6	《瑞安市生命健康产业发展规划（2021—2025）》	
7	《瑞安市食品安全事故应急预案》	
8	《瑞安市饮用水水源地突发环境事件应急预案（修编）》	

序号	公共政策名称	意见采纳情况
9	《瑞安市实施"四提升四覆盖"全民健身工程评估工作实施方案》	采纳率均超过80%
10	《鹿城区保健食品行业专项治理工作方案》	
11	《温州市瓯海区食品安全事故应急预案》	
12	《瓯海区卫生健康和老龄事业发展"十四五"规划》	

注：*该政策的健康影响评价为回顾性评价。

比如：温州市在开展《温州市公众场所AED设置三年行动计划（2022—2024年）》的健康影响评价中，专家团队在文献检索中发现，提升AED急救效率取决于AED设置的位置和持证急救员能否快速到达现场施救两个方面，在进一步的评价案例库检索中也有类似的发现。基于已有的证据，专家团队提出两个建议：一是对AED铺设场所进行优先级排序，并依优先级配置；二是建立AED信息地图，接入市级急救网络体系，以确保急救信息发出后，持证救护员和急救中心能第一时间到达现场施救。由于证据充分，上述意见被政策起草单位所接受，且借助健康影响评价活动推动了红十字会与市急救中心的紧密合作。

五、展望

（一）加强宣传动员，提高思想认识

当前，拉动国内生产总值（GDP）、招商引资工作仍是温州市城市综合发展的重中之重，部分领导干部、部门对"重大工程项目"开展健康影响评价是否对项目引进、项目建设形成制约，存在顾虑；开展此项试点工作，能否给经济社会发展带来显而易见的好处，认知上仍不够清晰。甚至有些部门负责人对开展健康影响评价的重要意义认识不到位，思想认知上有些"瞻前顾后"，认为对全市经济社会发展影响不大，反而增加了程序，降低了工作效率。因此，未来将利用主流媒体和新媒体平台等各种渠道普及健康影响评价工作的重要意义，引导更多不同领域的专业技术人员参与健康影响评价工作，增强公众"将健康融入所有政策"认识，促进各部门积极主动地开展健康影响评价工作。

（二）加强相关配套法律法规建设，稳固健康影响评价"三角"工作体系

温州市健康影响评估制度建设工作仍处于试点探索阶段，健康影响评价工作主要依靠行政手段来协调落实各部门评价责任，从顶层设计、政策层面对部门权责、工作推进、人财物的保障以及监督激励机制等还缺乏明确要求。还需要通过完善相关配套法律法规，规范各部门健康影响评价的职责范围与参与健康影响评价的实践路径，约束各部门的权责行为与保障各部门共同利益的合法性，为建立健全跨部门协作体制机制提供法律支撑，为妥善解决跨部门协作中可能发生的合作障碍搭建法律框架。同时相关配套法律法规的建设，还应随着跨部门合作进程的逐步深入而不断完善，保证跨部门协作的顺利推行与深化。

（三）加强健康影响评价专业知识培训与学习交流，完善健康影响评价"三库"技术支撑体系

健康影响评价基础研究近几年才起步，目前温州市健康影响评价工具、流程、框架等

还处于探索阶段，评价技术支撑较为薄弱，实施的手段方法、涉及的健康影响因素尚待进一步研究；健康影响评价涉及多领域，目前专家专业覆盖不全且参与度较低，专家培训和共享机制有待加强。下一步要加强对各部门开展健康影响评价工作的业务指导，每年邀请重点高校、科研院所、行业专家对健康影响评价工作人员开展技术指导培训。各县（市、区）也可根据健康影响评价相关领域内容与实际需要加强各级专家库之间的动态共享，充分发挥专家作用，及时总结与推广健康影响评价优秀案例中的丰硕成果与普适经验，提升健康影响评价工作的整体成效与社会价值，并以此不断地更新案例库与文献库，从而强化健康影响评价工作"三库"技术支撑体系。

（四）提升健康影响评价规范化、科学化水平，实现"三角""三库"良性互动

目前，健康影响评价操作流程的规范化、科学化水平仍较低，"三角"如何科学、规范地利用"三库"，进而实现操作难度的"降"和评价绩效的"升"。下一步将根据"三库"成员单位在健康影响评价中的角色定位，按照"共建共享、开放合作"的原则推动完善"三库"。即在市健康办的统一领导下，由以本地高校、科研院所、第三方专业机构为主，同时吸纳国内外相关机构，按照各自的专业优势，分工合作，推动实现"三库"共同建设、共同管理、共同使用。

（五）打造数字化健康影响评价平台，持续推动"三角""三库"迭代升级

围绕构建更稳固的"三角"和更智力的"三库"打造健康影响评价数字化平台。该平台应该具备以下三个方面的功能：一是让更多的科研机构、高等院校、第三方机构、政策起草部门、项目承建单位等相关机构更加便捷地参与健康影响评价协作；二是市健康办、市健评所等机构能够对健康影响评价工作进行实时监控，及时纠正健康影响评价工作中的偏差；三是能够实现文献、案例、专家与拟评事项的精准、智能匹配，大幅提升健康影响评价专家的匹配度和文献、案例的适用度。

（撰写　施　敏　张　萌　王大勇；审核　徐水洋）

<u>**专家点评**</u>

本案例介绍了温州市构建"三角"工作体系、"三库"技术支撑体系的健康影响评价技术支撑模式，探索了具有温州特色的健康影响评价试点工作路径。

本案例的亮点之处在于：①在市健康办的统一领导下，温州市组建了由健康影响评价所、地方高校和第三方评价机构组成的健康影响评价技术合作"三角"，三类机构密切配合，发挥各自的优势，共同推动健康影响评价工作。②由多行业高水平专家组成的专家库、健康影响评价重点领域专业文献库、健康影响评价案例库组成健康影响评价"三库"技术支撑体系。

（点评　孙　桐　施　敏）

湖南省衡阳市：坚持"三项原则"，下好"三个功夫"，建立健全健康影响评价工作机制

摘要 建立健康影响评估制度是实施健康中国战略的核心策略之一，是协调经济社会发展与人民健康之间关系的一种制度安排，是"将健康融入所有政策"从理念到实践的政策落地。2021年，衡阳市确定为国家健康影响评估制度建设试点城市后，市委、市政府强力推动各项工作，坚持党政主导，在高位部署上下功夫；坚持宣传引领，在提高认识上下功夫；坚持稳妥推进，在保障落实上下功夫。试点工作取得初步成效。

一、工作背景

2021年9月18日，衡阳市被确定为全国健康影响评估制度建设试点城市，市委、市政府召开高规格的全市健康影响评估制度建设试点工作动员会，印发了《衡阳市健康影响评估试点工作实施方案》，按照"先行试点、不断完善、稳妥推进"的工作思路，全面安排部署试点工作。目前，衡阳市健康影响评估制度建设试点工作的制度体系、工作规范、评估程序和保障机制基本形成，试点工作取得初步成效。

二、主要做法

（一）坚持党政主导，在高位部署上下功夫

一是领导高度重视。衡阳市被确定为国家健康影响评估制度建设湖南省唯一试点城市后，市委、市政府主要领导高度重视，亲自审定方案，亲自安排部署，要求把握试点机遇，积极创新探索，积累可复制可推广的试点经验。强化组织领导，成立由市委书记担任第一组长、市长任组长、分管副市长任副组长、各部门主要领导为成员的"健康影响评估试点工作"领导小组，设立领导小组办公室（简称"市健评办"）、建立部门联络机制、组成评估专家委员会、确定评估工作目标，从组织层面做到有机构、有机制、有人员、有目标，保障健康影响评价工作的稳步推进。

二是部门协同。衡阳市健康影响评估试点工作领导小组办公室设在市爱卫办，负责统筹推进全市健康影响评估制度建设试点工作，具体负责健康影响评价工作的组织实施、业务培训、研讨交流、沟通协调、总结推广。建立部门联络机制，强化跨部门协作、加强政策沟通和工作协调。各部门由分管领导负责，并确定一名联络员，形成政策上支持、工作

上配合、信息上共享的强大合力。

三是周密部署。衡阳市对试点工作进行详细安排部署，要求各部门全面落实健康影响评价工作。由党委、政府作出决策的，由决策提出部门作为评估实施主体；多部门作出决策的，由牵头决策机构作为评估实施主体。市健评办作为组织实施健康影响评价的责任主体，负责对政府各部门提交备案的拟定出台的政策、规划和政府投资的工程项目，按照相关技术流程协调组织评估工作。从制度层面做到思路清、责任明、措施硬，保障健康影响评估制度建设试点工作落地生效。

（二）坚持宣传引领，在提高认识上下功夫

一是思维理念的宣传。健康影响评价是一种全新的思维理念。在接受国家试点后，市健评办在多种场合以多种方式积极向市领导和其他部门领导就健康影响评价的概念及意义进行宣传倡导。在全市健康影响评估制度建设试点工作动员会上，市委书记、市长均出席会议，并就健康影响评估制度对推进"将健康融入所有公共政策"、实施"健康衡阳行动"、实现全方位全周期保障人民健康的重要意义进行了详细的讲解，要求将健康影响评价工作作为全市重点工作予以统筹推进。通过提高各级领导对该项工作意义的认识，提高评估工作的主动性。

二是社会氛围的宣传。新冠疫情发生以来，健康越来越多地成为人民的一种共识。将健康融入所有政策也是急于解决的现实问题，市健评办全面做好宣传舆论引导，营造有利于健康优先的社会氛围。通过提高社会对健康优先策略的认识，提高评估工作的参与性。

三是工作方法的宣传。健康影响评价也是一种全新的工作方法。市健评办专门邀请国家健康影响评价专家来衡，对评估专家委员会成员进行工作方法宣传和面对面的业务培训指导。通过提高专家对工作方法的认识，提高评估工作的可操作性。

（三）坚持稳妥推进，在保障落实上下功夫

一是强化工作措施。由于政策文件的合法性审查实施方法已经成熟，市健评办与衡阳市司法局联动，在行政规范性文件审批流程前增加健康影响评价程序。各部门（单位）拟定的行政规范性文件，前期向市健评办备案，由市健评办组织专家进行健康影响评价，评估后的规范性文件再进行合法性审查。同时，积极与市发展改革委和生态环保部门协调，探索在重大工程项目登记备案前进行健康影响评价。

二是建立技术支撑体系。强化专业技术支持，充分发挥专业机构和科研院校的作用。建立由驻衡阳高等院校、科研机构、机关企事业单位区域与城市规划、建设、环境与资源、产业发展、公共卫生等领域49名专家组成的健康影响评价专家委员会，并明确专家委员会的工作职责，负责决策咨询、现场评估、教育培训及相关学术交流活动等。

三是明晰工作流程。制定了评估工作流程图，对各部门提交备案的拟定政策、规划和工程项目，按照备案筛选、范围界定、技术评估、提交报告、跟踪监测5个步骤组织评估工作的实施。同时，组织专家通过收集与政策、规划和项目实施相关的信息和数据，研判健康决定因素对健康产生的实际影响，提出评估意见，在评估工作流程上做到规范化、标准化和科学化。

四是强化经费保障。为保障健康影响评估制度建设试点工作有序推进，在健康影响评价工作培训、学习和组织评估等工作上，市财政给予健康影响评估制度建设试点工作经费保障。

五是强化实操能力。邀请国家健康影响评价专家来衡阳授课，由国家专家面对面进行评估业务培训指导，以提高评估水平。强化专家委员会的技术支撑作用，在公共政策和重大工程项目评估中实时开展评估业务讨论交流，积极探索健康影响评价专业体系建设和发展的工作模式，有效提升业务能力，提高工作实效性。

三、工作成效

衡阳市健康影响评估制度建设试点工作的制度体系、保障机制基本形成。一是健康影响评估制度体系基本建立。按照"党政主导、部门合力、专技结合"的原则，衡阳市下发了《衡阳市健康影响评估试点工作实施方案》，市健评办制定了《衡阳市健康影响评估试点工作联络员工作制度》和《衡阳市健康影响评估专家委员会工作职责》等，并在实际工作中逐步完善相关制度。二是健康影响评价能力全面得到提升。建立了健康影响评价专家委员会和健康影响评价专家库，健康影响评估制度建设试点工作机制基本建立，试点工作有序推进，在工程项目、公共政策制订等方面的健康影响评价取得较好进展。三是健康影响评价技术操作趋于规范。市健评办通过对《衡阳市新建住宅二次供水设施建设和管理办法》和《衡阳市湘江南岸水环境水安全治理工程》的实践操作，按照健康影响评价程序，组织专家实施了健康影响评价，提出了13个条款的修改建议，均被提交单位采纳。

四、经验亮点

一是组织机制健全有力。衡阳市委、市政府积极落实把人民健康放在优先发展的战略位置的精神，高度重视，高位推进健康影响评估制度建设试点工作，按照年度工作任务，不断加大推进力度，丰富试点内容，在推进组织实施、具体项目评估和监测评估效果等环节上持续发力。市健评办对照上级要求，认真抓好落实，在统筹协调、参谋服务上发挥积极作用；各市直部门制定了具体实施方案，进一步明确职责任务，形成了完备的组织体系。

二是工作链条清晰有序。组建了专门机构和工作专班，建立部门联络员工作机制，统筹推进全市健康影响评估制度建设试点工作。成立健康影响评价专家委员会和健康影响评价专家库，提供了强有力的技术支撑。制订了评估工作流程图，在规范性文件审批和工程项目备案登记流程中增加了健康影响评价程序，需同步向市健评办提交健康影响评价申请，保障了健康影响评价工作的可行性。

三是省市联合协同有效。在国家启动健康影响评估制度建设试点工作后，得到了省卫生健康委的指导和支持，先后多次委派专家亲临一线指导，对健康影响评价社会宣传、组织培训、专家遴选、评估流程等工作提出指导性意见，有效推动健康影响评估制度建设工作落实。

五、挑战与展望

"将健康融入所有政策"，持续推进健康影响评价工作，是各级党委政府把人民健康放在优先发展的战略位置的重要实践。通过一年的试点，衡阳市在机制建设和实践运用方面都进行了积极有效的探索，但仍面临一些挑战。

一是可持续发展机制建设。在实际探索中，政府主导是根本、部门协作是关键、社会宣传是重点。因该项工作涉及部门多，如何形成常态化工作机制是面临的主要挑战。应积极落实政府把健康影响评价工作纳入对部门的绩效考核指标、把"将健康融入所有政策"纳入各级干部学习培训的重要内容、全面做好宣传舆论引导，不断提升各级干部对科学决策的认识和水平、努力营造有利于健康优先的社会氛围，实现健康影响评价工作的可持续发展。

二是评估指标体系建设。该项工作涉及领域广，不同领域政策、不同工程项目涉及不同的评估指标，应积极开展评估指标体系建设的研究，不断完善评估指标体系，对公共政策出台前和重大工程民生项目实施前进行充分论证，实现积极健康影响的最大化和消极健康影响的最小化，减少对人群健康的影响。

（**撰写** 唐秋贵 齐 瑛 徐 勇；**审核** 徐水洋）

专家点评

本案例介绍了衡阳市2021年被确定为全国健康影响评估制度建设试点城市后，按照"先行试点，不断完善，稳妥推进"的工作思路，在"三个坚持"上下"三个功夫"，探索建立健全健康影响评价工作机制。一是坚持党政领导，在高位部署上下功夫；二是坚持宣传引领，在提高认识上下功夫；三是坚持稳妥推进，在保障落实上下功夫。初步建立了健康影响评估制度体系和保障机制，并开展了公共政策和工程项目的健康影响评价工作。衡阳市三条经验值得各地借鉴：一是组织管理上实现四个有：有机构、有机制、有人员、有目标；二是在社会认知上达到三个力：顶层支持给力、制度建设发力、部门配合有力；三是保障机制上做到两个到位：经费保障到位、技术支撑到位。在健康影响评价工作的可持续发展机制和评估指标体系方面，还有待进一步地探索和完善。

（**点评** 徐 勇 施 敏）

重庆市巴南区：强化组织领导，有序推动健康影响评价深入开展

摘要　2021年9月，巴南区被全国爱卫办确定为重庆市开展健康影响评估制度建设的国家试点地区。重庆市委、市政府和市级相关部门高度重视，市爱卫办积极开展实地调研听取各方意见，具体指导制定相关工作方案，并协调市级相关部门如市生态环境局等给予政策支持，将工程项目健康影响评价纳入环境影响评价同步开展并形成专章，健康中国重庆行动推进办也积极参与相关工作。巴南区委和区政府从人、财、物以及政策等方面给予大力支持和保障。目前已初步建立了巴南区健康影响评估制度，并组织开展了全市首次公共政策健康影响评价，即对《重庆市巴南区高标准农田建设规划（2021—2030年）》的评价，取得了良好效果。

一、工作背景

为贯彻落实健康中国战略，加快推进健康巴南建设，巴南区坚持牢固树立"大健康""大卫生"理念，充分发扬改革创新的探索实践精神，在2021年1月成功创建"国家卫生区"后，大力发展大健康产业，加快推进健康城市建设，于9月作为重庆市唯一区县入选开展健康影响评估制度建设国家试点，探索公共政策和重大工程项目健康影响评价，推进"将健康融入所有政策"的实施。

二、工作思路

1. 逐步扩大评估主体

首先在区级部门中先行试点，根据试点工作推进情况，再逐步扩大试点单位的范围。

2. 逐步扩大评估范围

从重大工程项目和重大行政规范性文件入手，探索建立健康影响评估制度，再逐步扩大评价范围，以评促学，提高专家的评价水平，增强各部门参与意识，促进社会公众对健康的关注，推进"将健康融入所有政策"的实施。

3. 分年度逐步完善体制机制

2022年，重点探索健康影响评价运行体系及工作机制，根据试点情况优化各项流程框架；2023年起，形成比较完善的评价运行体系和工作机制。

三、主要做法

（一）领导重视，保障到位

1. 强化组织领导

成立健康促进委员会，由区政府区长担任主任、相关区领导为副主任，连同区政府办在内32个部门主要负责人为委员，负责健康影响评价工作的组织领导、工作保障和协调督办。

2. 提高部门思想认识

在区爱卫全委会上，区长亲自安排部署健康影响评估制度建设试点工作，强调试点工作的必要性和重要性；及时召开全区健康影响评估制度建设动员会，会上邀请国家专家详细讲解开展健康影响评估制度建设的重要意义，努力争取各部门支持配合开展试点工作。

3. 纳入全区重大工作安排部署

区委书记专题调研，并作为交办事项专项督办，高位推动试点工作落实。区委常委会、区政府常务会专题研究健康影响评估制度建设试点工作，将试点工作纳入巴南区"大健康"产业发展"十四五"规划内容，并纳入大健康产业高质量发展三年行动方案。

4. 落实经费保障

2022年公共政策健康影响评价所需的办公费、专家劳务费、交通费等，纳入健康中国巴南行动经费预算，由区财政统筹支付；争取市生态环境局试点经费20万元，用于2022年重大工程项目健康影响评价。

（二）完善机制，明确责任

1. 建立工作机制

印发了《巴南区健康影响评价评估制度建设实施方案（试行）》，明确了工作目标、评价对象、组织管理、实施路径、保障措施；制定了公共政策健康影响评价联席会议制度，研究实施过程中的重大问题；建立了健康影响评价联络员适时交流联动机制，便于部门间沟通交流，经验共享，推动试点工作落实。

2. 落实工作责任

按照重大行政规范性文件和重大工程项目评价范围，分别由不同部门分工协作完成，其中拟以区政府名义发布的重大行政规范性文件由区健康促进委员会办公室（简称"区健康促进办"）负责健康影响评价；拟以区政府所属部门名义发布的重大行政规范性文件，由政策制定部门负责健康影响评价，结果报区健康促进办备案；重大工程项目由区生态环境局在环境影响评价工作中同步开展健康影响评价，结果报区健康促进办备案。

3. 建立考核管控机制

将健康影响评价工作纳入对各部门的年度实绩目标考核，分值0.5分；并将其纳入重大行政决策风险评估内容之一，同时明确，未对拟订政策开展健康影响评价的政策文件，不得提请区政府审议发布，从而促进各相关部门主动开展评价工作，有效地落实了过程管控，推进"将健康融入所有政策"的实施。

（三）规范流程，专业评估

1. 规范评价实施流程

细化规范了评价的各个环节及细节，明确了评价实施流程，即按提交登记、组建专家组、筛选、分析评估、报告与建议、提交备案、评价结果运用、监测评估共8个基础步骤组织实施。

2. 组建专家队伍

在全市范围遴选出第一批具有较高学术造诣的专业技术人员和相关部门专业技术干部46人，组建了巴南区健康影响评价专家库，为健康影响评价工作提供技术支持；同时制定了《巴南区健康影响评价评估专家库暂行管理办法》，规范专家遴选、抽取与使用、权利与义务、监督与管理等，建立"一人一档"专家电子和纸质档案，对专家实施动态管理。

3. 开展专家培训

2022年6月邀请国家专家对全区健康影响评价工作网络成员和专家进行了视频培训并组织开展了实操演练，购买健康影响评价工具书200本，供专家及各部门负责健康影响评价的工作人员学习。

4. 实施评价

从专家库中抽取卫生健康、生态环境、水利、林业、道路交通等领域专家6名，从维护群众健康出发，对《重庆市巴南区高标准农田建设规划（2021—2030年）》进行了健康影响评价（详见第二篇）。

四、工作成效

（一）建立了评价体系

评价体系包括四个方面：①明确了评价对象，重点评价公共政策、重大工程项目两大类；②明确了组织管理体系，即以区长为主任的健康促进委员会为管理主体，负责健康影响评估制度建设工作的组织领导、工作保障和协调督办；区级各部门是实施健康影响评价的责任主体；③明确了责任分工，根据评价对象不同，由区健康促进办、区政府所属部门以及区生态环境局分别实施；④建立了专家库，由具有高级职称的46名专家组成，并实行动态管理。

（二）建立了评估制度

从顶层设计到横向扩展到事后考核，分别建立了：①公共政策健康影响评价联席会议制度；②定期工作交流制度，健康影响评价工作网络涉及各政策制订相关部门，区健康促进办建立健康影响评价联络员交流联动机制，便于部门间沟通交流，经验共享；③考核管控机制，将健康影响评价工作纳入对各部门的年度实绩目标考核。

（三）规范了评价流程

建立各部门涉及健康相关因素的政策文件范围及对应健康问题清单共计112项；规范了健康影响评价的8个基础实施步骤，即提交登记、组建专家组、筛选、分析评估、报告与建议、提交备案、评价结果运用和监测评估，并就具体操作进行了细化。

（四）提升了社会参与度

一方面部门主动报送的积极性提升，如区农业农村委、区生态环境局主动提交拟订政策到区健康促进办开展健康影响评价；另一方面是对健康影响评价意见和建议采纳程度高，如区农业农村委全部采纳了专家提出的11条意见建议，对政策条款进行了修改完善；第三是专家队伍的参与积极性逐步提升。经过多方耐心宣传和解释，相关专家逐步认识到参与健康影响评价工作的重要意义，主动参与意愿增强。

五、经验亮点

（一）注重顶层设计，重大行政决策深度融合

巴南区一方面将健康影响评估制度建设试点工作写入巴南区"大健康"产业发展"十四五"规划内容，纳入大健康产业高质量发展三年行动方案，作为区委书记交办事项专项督办，高位推动试点工作落实；另一方面将健康影响评价工作纳入区政府重大行政决策风险评估内容之一，由区政府办公室负责审核把关，对未开展健康影响评价的拟订政策，不得提请区政府审议发布，通过行政动员促进各部门主动开展评价工作，推进"将健康融入所有政策"。

（二）注重资源整合，部门联动深度参与

针对工程项目的健康影响评价，协调采取部门联动，整合生态环境部门成熟的环境影响评价机制，将工程项目健康影响评价纳入环境影响评价，由区生态环境局按照现有相关规定和既定评价路径对重大工程项目进行健康影响评价，并形成健康影响评价专章。

通过沟通促进部门深度参与。试点工作开始前期，某些部门因为不了解健康影响评价的目的和意义，认为增加了工作量而对该项工作有所抵触，配合有难度。一方面通过主动频繁的前期沟通，让其了解评价目的是优化原方案，让方案经得起历史检验，而非否定方案，逐步形成共识，另一方面邀请政策制订人员全程参与评价过程，既能现场解答专家疑问，共同讨论政策条款，从而形成更加科学合理的意见和建议，也可以促使其进一步了解评价的目的意义。

（三）注重资金保障，统筹渠道确保可持续性

开展健康影响评价是推进健康中国建设的重要措施之一，将健康影响评价所需经费纳入健康中国巴南行动经费预算中统筹支付进行保障。

六、挑战与展望

1. 加大试点工作宣传力度

通过各种渠道宣传普及开展健康影响评估制度建设的重要意义，增强"将健康融入所有政策"的意识，促使各部门积极主动开展健康影响评价工作。

2. 争取专项工作经费保障

积极争取市级及区级财政对健康影响评价工作资金的支持，力争纳入专项经费保障，确保健康影响评价工作顺利开展。

3. 加大专家队伍能力提升力度

积极学习借鉴国内先进地区健康影响评价经验，开展线上交流，条件允许的情况下，组织开展实地调研取经，学习好的经验和做法，提高专家队伍评价工作能力和水平；继续

在全市范围内遴选各行各业专业技术人员和领导，不断充实专家库，填补专家领域空白。

4. 适时总结试点工作经验

召集相关部门座谈交流，总结经验，调整工作策略，健全工作机制，进一步完善健康影响评估制度。

（**撰写** 陶 利 王建勋；**审核** 徐水洋）

专家点评

重庆巴南区制订了分两步走的工作思路，逐渐扩大评价工作的覆盖面。当地成立了由区长担任主任的健康促进委员会，将试点工作纳入"十四五"规划和大健康产业高质量发展三年行动方案，落实了经费保障；印发了《巴南区健康影响评价评估制度建设实施方案（试行）》，明确了工作目标、评价对象、组织管理、实施路径、保障措施；建立了公共政策健康影响评价联席会议制度和健康影响评价联络员适时交流联动机制，便于部门间沟通交流，经验共享，同时将健康影响评价工作纳入对各部门的年度实绩目标考核，有效地推动了试点工作的落实；将工程项目健康影响评价纳入环境影响评价同步开展并形成专章，取得突破性进展；明确了评价工作的职责和分工，规范评价实施流程和路径，提出了按提交登记、组建专家组、筛选、分析评估、报告与建议、提交备案、评价结果运用、监测评估共8个实施步骤。同时，组建了专家队伍，开展针对性较强专家培训，并完成了首个公共政策的评价工作，积累了实践经验。

巴南区注重顶层设计，努力做到评价工作与重大行政决策深度融合；注重宣传发动，着力凝聚共识；注重资源整合，同步推动试点工作；注重资金保障，统筹渠道确保可持续性等经验也是值得各地在实际工作中借鉴学习的亮点。

（**点评** 孙 桐 徐水洋）

甘肃省金昌市：抓住"三个环节"，建立"三个机制"，统筹推进健康影响评价工作

摘要　自2021年8月，金昌市被全国爱卫办、健康中国行动推进办确定为全国健康影响评估制度建设试点城市以来，市委、市政府高度重视，把健康影响评估制度建设工作作为2021—2023年的重点工作任务，坚持政府主导、部门协作、专家团队支撑、社会广泛参与，将健康影响评价工作融入全市经济社会发展全过程，推动"把健康融入所有政策"和预防为主的工作理念落地生根，从源头上全方位、全周期保障人民健康。通过"强基础、建机制、提能力、重落实"等措施，形成了组织管理机构健全、评估制度执行有力、技术支撑队伍强大、试点工作统筹推进的良好态势，取得了阶段性成效，为健康影响评估制度建设工作进一步深入开展奠定了坚实的基础。

一、工作背景

甘肃省金昌市地处河西走廊中段，1981年建市，辖一区一县、12个乡镇、6个街道，总人口43.53万，因盛产镍被誉为"中国镍都"。金昌是全省首批全国文明城市，是国家卫生城市、国家园林城市。市委、市政府历来高度重视卫生与健康工作。2021年8月，金昌市被全国爱卫办、健康中国行动推进办确定为全国健康影响评估制度建设试点城市，市委、市政府将试点工作作为深入贯彻落实新时代卫生与健康工作方针，积极探索健康促进工作模式和可持续发展的政策措施的具体行动，把健康影响评估制度建设纳入健康金昌建设总体规划，以试点工作为契机，探索健康影响评估制度建设的金昌模式，推动"将健康融入所有政策"落实，切实提升金昌人民健康。

二、工作思路

从行政推进机制、技术支撑机制和执行保障机制三个方面，夯实基础，稳妥有序推进健康影响评估制度建设和健康影响评价工作的进行。

三、具体做法

（一）抓住"领导重视"环节，建立强有力的行政推进机制

领导是决策者，没有党政主要领导重视，健康影响评估制度建设试点工作就难以开

展。金昌市在健康影响评估制度建设试点工作中上至市委书记、市长，下至区县领导和部门领导，对健康影响评估制度建设试点工作高度重视，形成了强有力的行政推进机制。

1. 强化组织保障

金昌市被确定为全国健康影响评估制度建设试点城市后，市委、市政府高度重视，把试点工作提上市委、市政府工作日程，市委、市政府主要领导和分管领导分别作了批示，要求"认真研究、大胆探索抓好试点工作，把健康影响评估制度建设试点工作作为市委、市政府重点工作，与健康金昌建设统筹推进，抓实做细做好"，为试点工作的顺利开展起到了掌舵定向的作用。以市政府办公室名义出台了《金昌市健康影响评估制度建设试点工作方案》，成立了以分管副市长为组长，市政府副秘书长、市卫生健康委主任为副组长，26个有关部门负责人为成员的金昌市健康影响评估制度建设试点工作领导小组（以下简称市试点工作领导小组），并下设专门办公室（设在市爱卫办），负责全市健康影响评估制度建设试点工作的日常管理、组织协调、考核工作；召开了专题"全国健康影响评估制度建设试点工作动员大会"，市级"四大班子"领导全部到会，对试点工作提出要求、进行工作部署，在全市形成了统筹协调推进的强大合力。

2. 明确工作职责

金昌市出台了《金昌市健康影响评估工作制度（试行）》，明确试点工作的管理责任主体为健康影响评估制度建设试点工作领导小组办公室（市爱卫办），实施责任主体为政府组成部门（政策、项目承办单位），技术责任主体为健康影响评估专家委员会。所有政府组成部门指定一名分管领导，一名专（兼）职工作联络员负责本部门行业健康影响评价工作的协调管理、送审和结果采纳等工作，各部门积极主动配合的热情高涨，在推进机制上做到"三到位"（即分管领导到位、自评初筛专家到位、联络员配备到位）；规定凡以市政府名义发布的行政规范性文件在合法性审查前和由政府财政投资的重大工程项目在环境影响评价前进行健康影响评价，对健康影响评价工作的程序流程、实施过程中的规范做出明确规定。

3. 注重思想引领

金昌市以宣传、动员作为推动健康影响评估制度建设工作的着力点，注重提高各级党政机关和领导干部对健康影响评估制度的认知与认同意识，线上线下对将健康融入所有政策理念和相关知识进行普及，对全市县处级以上的领导干部进行"将健康融入所有政策"理论宣讲，通过召开全市工作推进会、部门联席会、工作网络人员交流研讨会等方式，向不同层次的各级领导干部解读健康影响评估制度建设的目的、健康影响评价实施流程和方法，激发领导干部对健康影响评价的兴趣，为提升健康影响评估制度执行力提供了思想保障。同时，在人大代表、政协委员、干部、专家培训中发放《健康影响评估制度建设试点工作资料汇编》手册，增强全社会对健康影响评估制度建设工作的认识和了解，以争取各方面的支持。

（二）抓住能力建设环节，建立科学规范的技术支撑机制

健康影响因素的多元性、复杂性决定了健康影响评价是一项涉及多学科、多领域的综合性分析评估过程，仅仅依靠卫生健康部门的技术力量是远远不够的。组建多学科、多领域的专家团队，加强能力建设是事关评估发展的基础性工作，极其重要。金昌市认为把健康融入所有政策的基础是卫生健康理念与其他行业职能的融合，必须探索培养高水平的"健康影响分析+行业"专家的复合型人才，才能有效建立健康影响评价技术支撑机制。

1. 完善工作机构

金昌市以市爱卫办为依托，成立了健康影响评估专家委员会，在市试点工作领导小组及其办公室领导下，履行技术服务及评估职能。设立专班负责全市健康影响评估专家的组织管理、业务培训、推进实施等组织协调工作。制定了《金昌市健康影响评估专家库暂行管理办法》，明确了健康影响评估专家遴选条件、认定程序、聘（解）用办法和履行技术服务及对评估结果负责等系列规定；制定了《金昌市健康影响评估组织管理议事规程》，对健康影响评价工作流程中的提出申请、审核与初筛、组建专家组、实施评估、评估结果反馈使用5个管理环节的责任主体、信息传递、问题分析处置等做出了制度性的程序规定，确保健康影响评价工作流程的连续性。

2. 加强队伍建设

金昌市注重健康影响评价人才培养和专家队伍建设。在全市涉及具有管理公共事务职能的环保、农业、住建、交通、卫生健康、自然资源等26个行业领域中选聘领军人才、学科带头人等技术骨干72名，组成本级专家团队及专家库。聘请兰州大学和温州医科大学公共卫生领域的12名专家，组成健康影响评估专家顾问团队，负责工作指导和质量审核及分析、点评等。先后邀请国家核心专家组进行线上培训和桌面演练2次，开展集中培训2场次，召开业务研讨会3次，培训率达100%。省爱卫办提供专项经费10万元，市财政每年度预算专项经费5万元用于健康影响评估专家劳务补助。制定了《金昌市健康影响评估专家库暂行管理办法》《金昌市健康影响评估专家评估费发放办法》，为专家团队的使用与管理制度化、规范化、科学化提供了强有力的制度与人力保障。

3. 规范工作流程

对公共政策进行分类筛选，有的放矢地开展健康影响评价工作。具体工作流程主要包括五个步骤，分别为：第一步，提出申请：文件（起草）提交单位向市试点工作领导小组办公室提出评估申请。第二步，审核与初筛：市试点工作领导小组办公室收到评估申请2个工作日内，完成审核并组织相关专家进行线上初筛。第三步，组建专家组：针对需要进行健康影响评价的文件，根据文件涉及领域，按照2+X构成（2名公共卫生领域专家和若干其他领域专家），组建健康影响评价专家组。邀请人大代表、政协委员及利益相关公众代表的列席。第四步，实施评估：将相关资料事先传至评估专家进行研判，并以会议决定的形式完成评估，形成专家组意见，文件起草单位全程参加，并作相关背景介绍等。第五步，评估结果反馈使用：以市试点工作领导小组办公室名义将评估意见反馈至文件起草单位；文件起草单位修改完善后将意见采纳情况报市试点工作领导小组办公室备案。

（三）注重制度建设环节，建立执行监督机制

为确保《金昌市健康影响评估制度建设试点工作方案》扎实有效实施，金昌市以强有力监督保障机制，确保健康影响评估制度建设的各项目标任务全面落实到位，制定出台了《金昌市健康影响评估工作制度（试行）》等配套制度7个。

1. 用制度压实责任

金昌市《金昌市健康影响评估工作制度（试行）》明确了健康影响评估制度建设的管

理责任主体、实施责任主体和技术责任主体;《金昌市健康影响评估工作定期例会制度》要求所有政府组成部门必须设置一名分管领导,一名专(兼)职工作联络员,把责任落实到具体的人,定期通过例会汇报工作进展和存在问题与困难,通报展示工作成效。

2. 用制度规范管理

制定的《金昌市健康影响评估专家库暂行管理办法》,对专家的组织管理和健康影响评价的实施过程中的事务办理用制度加以约束,做到用制度管人、管事;制定出台的《金昌市健康影响评估技术实施细则》,对健康影响评价工作流程的每个环节作出进一步的细化与规范,做到用制度规范工作、让制度指导工作;制定的《金昌市健康影响评估工作经费管理办法》,对所需经费投入渠道和支付范围、办法做了刚性规定,做到经费有保障,专家劳务费能落实,确保了健康影响评价的顺利推进和专家队伍的稳定。

3. 用考核监督落实责任

为充分发挥考核的指挥棒作用,金昌市将健康影响评估制度建设纳入健康金昌目标责任制考核,完善考核机制,制订并明确了考核的指导思想、考核原则、考核内容、细化了考核的奖罚措施,将重要政策评价率、评价意见采用率纳入区县和部门年度目标考核,抓住年度专项考核和责任追究,以有效的示范问责增强制度的鞭策力。

四、工作成效

金昌市把宣传动员作为提升健康影响评估制度执行力的着力点,注重各级党政机关领导干部对健康影响评估制度的认知,培养"将健康融入所有政策"理念,把健康影响评估制度建设作为解决群众身边利益的重点工作,通过抓住"三个环节",建立"三个机制"的做法,取得了阶段性工作成效。

(一)明确了健康影响评价三方责任

按照"党政领导、政府负责、多部门协作"的工作思路,夯实了党委和政府的主体责任、部门的实施责任和专家团队的技术支撑责任。同时,把"将健康融入所有政策"策略纳入学党史教育活动"两课"和市委党校必修课程之中。把健康影响评价工作纳入年度目标综合考核,用制度倒逼责任落实,作为单位和个人争先创优的重要考量,为提升健康影响评估制度落实提供了思想上的先导作用和行动上的约束力。

(二)建立了协调机制

成立了在市委、市政府领导下的由市政府分管领导任组长,市政府办等相关部门负责人为成员的金昌市健康影响评估制度建设试点工作领导小组,依托市爱卫办设置专门办公室,统筹全市健康影响评估制度建设及其健康影响评价工作的组织协调、实施和管理,并配套出台相关规章制度、办法,为健康影响评估制度建设提供了强有力的组织保障。将公共政策健康影响评价纳入规范性文件合法性审核机制之中,加快健康影响评估制度化、常态化建设。

(三)建立了工作网络

市政府各直属工作部门分别确定1名领导负责本部门政策和项目的健康影响评价工作,指定1名工作人员,具体负责与市试点工作领导小组办公室对接、协调和管理。全市编织成政府(市试点工作领导小组)、市试点工作领导小组办公室(爱卫办)、部门(分管领导和工作人员）和专家团队（专家组组长）的领导－管理－实施－服务"四级"工作网络构架，形成健康影响评价工作层层有组织，每个环节有人负责，多部门协作配合的良好态势。

（四）建立了技术支撑平台

通过分层分类评选工作，打造"金字塔"形健康影响评价人才队伍骨架，形成了以12名兰州大学、温州医科大学等院校专家教授为塔尖，13名金昌市学科带头人为塔身，71名本土专家为塔基的健康影响评价专家结构和智库。通过线上线下培训和桌面演练，专家团队的健康影响评价工作技能有了较大的提升。截至2022年底已经实施公共政策健康影响评价6项，重大工程项目健康影响评价1项。

五、工作亮点

在思想观念相对落后的西部地区，在常人眼里不易施行的事情，在美丽的镍都金昌做成了精品。大胆探索、逐步形成健康影响评价的"金昌模式"、讲好健康影响评价"金昌故事"。

（一）凝聚"必须做"的共识

金昌市委、市政府高度重视健康影响评估制度建设试点工作，将试点工作纳入健康金昌建设总体规划，把维护和促进群众生命健康作为推进各项工作的出发点和落脚点，把全生命周期健康管理理念贯穿城市规划、建设、管理全过程各环节，建立一套支持健康优先发展的制度和政策体系，实现健康和经济社会良性协调发展。各部门单位主动承担起健康责任，在规划建设中充分考虑健康因素，用政策手段共同推动"健康融入万策"落地。人大代表、政协委员全方位参与健康影响评价工作，将健康影响评估制度建设工作纳入人大、政协调研课题，在健康影响评价中全流程参与，充分发挥了强有力的监督指导作用，调动了全社会参与健康影响评价积极性、主动性、创造性，强化了每个人作为自己健康第一责任人的责任，构建了"政府主导、部门联动、社会协同、人人参与"的多元共治格局，在全市形成了统筹推进的强大合力。

（二）强化"做得好"的保障

金昌市在健康影响评估制度方面做了有效探索，形成可操作、可推广的制度。一是评估工作制度化。制定出台了《金昌市健康影响评估制度建设试点工作制度（试行）》《金昌市健康影响评估技术实施细则》《金昌市健康影响评估工作定期例会制度》《金昌市健康影响评估专家库暂行管理办法》《金昌市健康影响评估专家评估费发放办法》《金昌市健康影响评估工作经费管理办法》等配套制度。二是评估工作规范化。针对群众主要健康问题，从评估启动、实施评估、公众参与、登记备案、结果跟踪等方面，进一步规范评估流程，将评估工作贯穿规范性文件和项目制定实施全过程。三是评估工作专业化。市试点工作领导小组办公室发挥主观能动性，主动邀请兰州大学和温州医科大学公共卫生学院教授加入健康影响评价专家团队，采取线上线下相结合、高校专家与本地专家相结合的模式开展健康影响评价工作，保证了健康影响评价的质量，健康影响评价工作得到了文件起草单位和项目实施单位的好评和认可。

（三）形成"做得久"的机制

市试点工作领导小组办公室积极发挥统筹协调作用，不断健全完善评估工作机制和考核办法，突出重点，整合各方面资源，推动健康影响评价工作任务落到实处。在规范性文件出台和重大工程项目实施前做到提前介入。对重大民生政策、建设规划和重大公共建设工程项目，主动组织开展健康影响评价，将健康影响评价纳入环境、安全、应急等评估工作中，在立项决策阶段就要评价健康效应，使政策规划草案、项目设计更加完善，更好维护民众健康权益。在健康影响评价工作中做到"三个充分"。一是文件起草前沟通充分。在《金昌市健康影响评估制度建设试点工作方案》方案起草中进行充分沟通，主动和司法、环保、发展改革等相关部门进行充分沟通对接，将以市政府名义发布的行政规范性文件，在市司法局合法性审查前，先报市试点工作领导小组办公室组织实施评估；将政府投资的重大工程项目，在开展环境影响评价前，先报市爱卫办组织实施评估，并纳入环境影响评价报告内容。二是健康影响评价前调研充分。在规范性文件和重大工程项目健康影响评价前，市试点工作领导小组办公室组织评估专家、人大代表、政协委员采取访谈、查阅资料、实地查看等方式进行充分调研，体现民主、公平处理健康问题的原则。三是健康影响评价中征求意见充分。规范性文件起草单位和工程项目实施单位全程参与健康影响评价会议，并介绍文件起草和项目实施背景、起草和实施过程中就健康影响的基本考虑等内容，以便规范性文件起草单位、工程项目实施单位和健康影响评价专家进行充分讨论和答疑解惑，增强健康影响评价专家对规范性文件和工程项目全面了解，提升起草单位对健康影响评价意见的采纳率。

在规范性文件和重大工程项目健康影响评价结束后自评到位。市试点工作领导小组办公室定期对试点工作开展情况进行自评估，深入研究试点工作，积极探索健康影响评价专业体系建设和发展的工作模式。充分发挥专业机构、科研院所和相关社会力量的作用，有效提升工作能力。

（四）实现"全面做"的目标

金昌通过探索和实践，初步打通了健康影响评价工作的流程和路径，目前，实现对所有以市政府名义出台的行政规范性文件进行健康影响评价，做到重大民生政策、建设规划，包括教育、医疗卫生、社会保障、环境保护、公用事业等与人民群众切身利益密切相关的政策，城市建设、交通、住宅和产业等建设规划全部开展健康影响评价，经过科学评判提出加强正面健康影响、减轻负面健康影响的措施建议，以规避健康风险，促进健康增长并减少健康不平等。

六、挑战与展望

健康影响评估制度建设工作刚刚起步，作为全国的试点工作，一是在保障机制上有待加强，在顶层设计上要有强有力的政策支持。建立有效的考核机制是做好健康影响评价工作的动力，对工作推动助力的地区要给予一定的经费奖励和鼓励，对工作推动不力的要通报批评或取消试点资格；加强试点地区的经验分享交流，形成互学互促的良好氛围。二是经费保障不足，不能完全保障试点工作的需要，要有充足的专项经费作支撑，才能保证健康影响评价工作持续推进。三是健康影响评价专家的能力建设有待进一步提升。高水平专家团队支撑是做好健康影响评价的基础，要加强对专家的培训力度。国家层面建立全国共享、互联互通的专家指导平台和专家库，提供线上线下培训资源，加大对地方专家的健康影响评价专业知识的培训，提升健康影响评价专家的专业素养，全面提高健康影响评价质量。同时加强对试点地区的精准指导。四是健康影响评价缺乏法治保障，各方面主体责任需要法律固定。健康影响评价是一项科学性很强的评估工作，评估原则、评估方法、评估范围、评估标准、规范仍有不完善之处，评估成果使用的法律约束仍存在薄弱环节。

健康影响评估制度建设工作是推进健康中国建设、贯彻"将健康融入所有政策"的具体举措，也是卫生健康部门贯彻党的二十大精神、推进新时代卫生健康事业的使命和担当。

1. 牢固树立"大健康"理念

要以战略眼光看待健康工作，把人民健康放在优先发展的战略地位，树立"大健康、大卫生"理念，将健康理念融入经济社会发展的各方面，通过理念倡导、政策引导、宣传推动，引导全社会形成健康文明的生活方式。

2. 整合各方面资源共同推进

要在资金投入、政策导向等方面加大投入力度，在卫生与健康相关制度中明确各部门职责，在规划中充分考虑健康因素，从而协调联动，形成工作合力。

3. 宣传引导，让健康理念深入人心

采取多种方式，深入开展全国健康影响评估制度建设试点工作宣传，使广大干部职工、人民群众了解开展健康影响评估制度建设试点工作的目的、意义，充分调动全社会促进健康的积极性主动性，形成人人注重健康、人人参与健康的良好氛围。注重多方参与，充分调动企事业单位、社会组织、群众参与健康治理的积极性和创造性，共同为健康影响评估制度建设试点工作发力。

4. 建立落实长效机制，让健康影响评价工作行稳致远

总结提炼已形成的经验做法，形成可操作、可推广的制度，常态长效推进健康影响评估制度建设工作。

党的二十大对推进健康中国建设提出了新要求、新部署，金昌市将在党中央的正确领导下和全国爱卫办、健康行动推进中心的有力指导下，全面落实健康优先战略和新时期卫生与健康工作方针，积极推动健康影响评估制度建设工作，做好健康影响评价理论创新和实践探索，当好先行先试的"排头兵"，增进人民的健康福祉，全方位、全周期保障人民健康，让人民健康更有保障、幸福感更强。

（撰写 张菊英 吕战胜；审核 徐 勇）

专家点评

金昌市高度重视健康影响评价工作，把健康影响评估制度建设作为2021—2023年的重点工作任务，坚持政府主导、部门协作、专家团队支撑、社会广泛参与的方针，努力将健康影响评价工作融入全市经济社会发展全过程，通过建立工作机制、提高思想认识、加强能力建设、形成规章制度等措施，形成了组织管理机构健全、健康影响评估制度执行有力、技术支撑队伍强大、试点工作全面推进的良好局面。在制度建设中，金昌市"三个环节"落实到位，"三个机制"抓得细致，成立了以分

管副市长为组长的健康影响评估制度建设试点工作领导小组，下设专门办公室；明确健康影响评估制度试点工作的管理责任主体、实施责任主体、技术责任主体，建立了协调机制和工作网络，组建了健康影响评价专家库和专家顾问团队，并进行了相应培训；完善了健康影响评价实施配套制度；规范工作流程，设计了适合当地的4个步骤。截至2022年底，已经实施公共政策健康影响评价6项，重大工程项目健康影响评价1项，取得了阶段性成效；同时总结出健康影响评估工作中明确三方职责、凝聚"必须做"的共识、强化"做得好"的保障、形成"做得久"的机制等经验与亮点。

金昌市健康影响评价工作思路清晰，工作措施恰当，配套制度完善，经验总结到位，具有一定的推广价值。

（点评　孙　桐　徐水洋）

浙江省绍兴市新昌县：唯实惟先、三位一体，扎实开展健康影响评价

摘要　健康影响评估制度建设是加快推进健康中国建设、全方位全周期保障人民群众健康的重要实践，是推进实施《"健康中国2030"规划纲要》的重要保障。2020年5月，绍兴市新昌县成为浙江省公共政策健康影响评价工作试点。新昌县以卫生健康部门新纳入的"0~3岁婴幼儿托育照护管理"为突破口，以身心成长健康影响因素为切入口开展了评价工作，填补了新昌县婴幼儿托育照护工作的管理空白。2021年，新昌县对覆盖党委、政府、群团、镇街等涉及公众健康的公共政策和建设项目进行了健康影响评价试点探索，制定并印发了《新昌县"健康入万策"影响评价实施方案（试行）》《新昌县健康影响评价技术指南（试行）》等政策性文件，为后期进一步深入推进工作打下扎实的基础。

一、工作背景

为贯彻"将健康融入所有政策"策略，落实《浙江省委省政府健康浙江建设领导小组办公室关于开展浙江省公共政策健康影响评价评估试点扩面工作的通知》要求，新昌县于2020年5月纳入省公共政策健康影响评价评估"5+6"试点并着手开展健康影响评价工作。在初步试点的基础上，2021年在全县全面开展了扩面提质试点探索，4月纳入全省"11+23"扩面提质试点。新昌县扎实有效地推进健康影响评价工作，取得了较好的成效，形成了县域推广的"新昌样板"模式。

二、工作思路

完善县级健康影响评价实施相关机制，及时制定出台相关制度，切实开展扩面增质的试点工作，结合自身实际，积极探索符合县（市/区）推广的工作模式。

三、主要做法

（一）实施健康影响评价工作全覆盖，拓展"健康入万策"实施范围

在广泛凝聚共识的基础上，切实推进评估实施"试点扩面"，在全县范围47个部门、街道单位及1个国有企业广泛开展试评估，其中2020年试点的7个部门开展标准版评估，

其他41个部门单位开展简易版评估，实现了健康影响评价对象范围的全覆盖。健康影响评价内容选取适宜当时评估条件的27件拟出台政策文件（涉及饮用水源地保护、自然灾害风险普查、交通综合治理、安全事故应急、养老服务改革等领域）、12项民生实事建设项目（涉及公办托育机构建设、无障碍社区创建、城市书房建设、美丽城镇创建等范围）、9项惠及群众工作机制（涉及老年人心理健康关怀、青少年健康生活倡导、家事纠纷、未成年人回访关护等领域），可谓门类齐全，影响涉及全面广泛。其中前瞻性评估27个，过程性评估12个，回顾性评估9个，提出建议数212条，最终被采纳194条，部分采纳6条，因所设权限或职责分工等原因未采纳12条。各牵头负责的健康影响评价单位通过培训掌握健康影响评价知识，并结合各自政策、工作领域特点，严格按照标准及简易评价程序顺利完成健康影响评价，且针对评价提出的建议分别做出了相应的政策内容、项目实施、工作机制方面的调整，普遍获得了部门领导的认可，从而将健康影响评价落到了实处。通过新昌县委县政府健康新昌建设领导小组办公室（县健康办）与第三方专家共同评选，重点关注评估过程执行情况、评价内容促进人群健康情况与建议采纳及执行情况，最后评出21个"优秀"评价案例。

（二）完善健康影响评价实施组织机制，夯实"健康入万策"制度保障

在广泛宣传的基础上，新昌建立了各层级组织领导机制，凝聚各领导干部对于"将健康融入所有政策"共识。一是组建县级评价工作领导小组。成立了以分管副县长为组长的健康影响评价试点工作领导小组，下设办公室，负责健康影响评价的组织协调、实施、管理和宣传发动工作；同时确立了健康影响评价联席会议制度，定期召开会议，部署和协调辖区内健康影响评价工作。健康影响评价办公室通过组织健康影响评价主题座谈会、健康影响评价操作培训会、健康影响评价实施推进会等，深化了各部门对健康影响评价重要性和必要性的认识，有力地推进了健康影响评价工作的有序进行。二是确定了部门健康影响评价工作领导负责制。健康影响评价实施的48个牵头部门单位，均按要求分别成立了以单位领导为组长的健康影响评价试点工作领导小组，下设健康影响评价专员，负责健康影响评价组织协调、实施、管理和宣传发动工作。在早期确定健康影响评价内容和最后完成健康影响评价报告时，必须由单位领导集体讨论决定，并须进行记录及签字。三是强化培训演练与实操训练。在整个健康影响评价工作试点扩面的前期、中期、后期全过程，多次开展了相关业务流程的培训和指导工作，确保了健康影响评价试点保质保量完成。

（三）充分发挥考核作用，助力"健康入万策"落到实处

一是通过考核调动部门积极性。"将健康融入所有政策"的关键在于每个主体责任部门的执行，调动起各部门开展健康影响评价的积极性是保证实施的首要条件。为此，县健康办将健康影响评价工作的开展纳入了县级机关常规工作考核实施细则，对健康影响评价各责任部门进行了考核，有效地促进了各部门评价工作的开展。考核项目覆盖健康影响评价的组织机制建立与健康影响评价实施全过程，具体内容包括部门内部健康影响评价组织机构的设置与运行情况、健康影响评价完成的及时性、健康影响评价过程的规范性以及健康影响评价结果的完整性等，如在开头选题、结尾报告，都需要有部门领导审核签字，缺项的就要扣分。通过考核压实评估责任，获得良好的实效。二是完善评价方案。新昌县印发了《新昌县"健康入万策"影响评价实施方案（试行）》《新昌县健康影响评价技术指南（试行）》等政策性文件，明确了评价总则、评价范围、评价主体、评价程序、评价结果运用五方面内容，筛选与分类、组建评价组、范围界定、分析评估、报告撰写五个关键技术环节。健康影响评价的实施细则明确以后，为实施主体将评价落到实处提供了指导。三是开发利于实际操作的评价工具。在健康决定因素清单的基础上，按照被评价政策和事项的专业领域，搜集建立相关健康影响评价参考标准清单，为专家评价提供辅助资料。同时围绕评估关键技术环节，开发出一些便于实操的评估工具，包括范围界定清单等。

（四）探索将健康影响评价融入各项工作，扩展"健康入万策"的领域

一是开展民生实事项目类评价。通过对新昌县公办托育机构、城市书房、美丽城镇等建设项目实施健康影响评价，在布设 AED 设备、增设残障通道、开展有针对性的健康知识宣传等方面提出了有益的建议，对提高相关人群的健康安全保障与健康意识发挥了积极作用。二是开展重要政策的评价。通过对饮用水源保护工作实施意见、消防救援事业发展"十四五"规划、道路安全综合治理行动等政策实施健康影响评价，在发动全民保护水源、加强消防救援人员心理辅导、增加对运输人员心理评估等方面起到了一定的作用，有助于增强全民保护水源意识与相关人群对心理健康工作的重视程度。

四、取得效果

（一）党委、政府对健康工作更为重视，评价工作实效明显

通过健康影响评价工作实践，县委县政府及相关领导对卫生健康工作愈加重视。2020年实施的"0～3岁婴幼儿照护管理"健康影响评价工作完成后，县政府常委会随即召开了专题会议进行研究，县里出台了实施方案，并将建设2家公办普惠性托育机构列为民生实事项目。在数字化改革中，政府投入100多万元，建设完成"生命第一档"数字智能应用，并列入省卫生健康委数字化改革创新项目库，被评为全国数字医疗健康创新服务优秀案例。两会期间，有关加强0～3岁婴幼儿照护管理的意见建议成为重点提案、议案。2022年由新昌县公共服务集团投入1600万元建成7个托班、128个托位，总建筑面积3885平方米的绍兴市首家公办公营托育服务中心，成为省政府"浙有善育"民生实事建设项目之一。

（二）部门对健康工作参与度更高

作为2020年第一批参加健康影响评价试点的县生态环境局，在2021年时要求由简易版升级为标准版开展健康影响评价，主动提出要对拟出台《饮用水源保护工作实施意见》实施健康影响评价。通过实施健康影响评价，方案强化了居民安全保障措施，明确"禁止下水""水深危险"等警示标语布设位置与数量要求；完善了科技监管能力提升举措，增加合理布设电子智能化报警设备切实发挥人、物共防作用；提高了健康理念和保护水资源意识宣传的重要性，增加了加强宣传普及、将保护水资源与爱国卫生运动等措施相结合，共同推动饮用水源保护，实现"全民保护、全民共享"。

（三）公共政策内容与重大建设项目管理更符合人们对健康的需求和当地实际

2021年卫生健康局以县0～3岁托育中心建设类项目为健康影响评价内容，联合承建单位公共服务集团对该建设项目实施的前、中、后全过程进行跟踪评价。在项目前期的选址方面，规避了高楼层、过于接近主干道等不利位置，以及全县范围托育机构布局规划，

更加合理地满足广大家庭的托育需求；在项目建设期间内部环境设施方面，墙壁、天花板和地板选取了适合婴幼儿健康的更柔和、中性、自然的色彩，室内多处增加了座椅、沙发、坐垫、枕垫、靠垫等提高了舒适性与安全性。

五、经验亮点

（一）贯彻落实"将健康融入所有政策"的政策理念，提高认识，凝聚共识

通过多种方式广泛宣传，深化各部门对健康影响评价的重要性和必要性认识，凝聚各部门领导干部对"将健康融入所有政策"的共识；通过健康影响评价的工作实践，让各部门在实操中体会健康理念，深入认识政策对人群健康可能的影响，以人民为中心为出发点，激发各部门参与的积极性，主动将健康理念融入具体政策中。

（二）积极开展健康影响评价的扩面增质探索，完善健康影响评价组织机制

为了进一步推进评估实施的"试点扩面"，建立各层级领导组织机制，县里成立以分管副县长为组长的试点工作领导小组，部门单位分别成立以单位主要领导为组长的健康影响评价工作领导小组，各级领导小组负责在整个健康影响评价工作试点扩面的前、中、后全过程进行组织协调，确保健康影响评价试点工作的有序进行。

（三）建立"将健康融入所有政策"部门考核机制，责任落实到部门

为扎实推进健康影响评价工作，充分发挥了考核的"指挥棒"作用，对评价主体职责与配合部门协同的工作提出明确要求，建立考核评分与督查机制，并适时开展培训工作与技术指导，全过程确保各部门工作落实。

六、挑战及展望

（一）公共政策健康影响评价工作中部门间的协作和配合仍待加强

目前，新昌县在健康影响评价试点工作实施过程中，各部门间的责任分配仍不明确，跨部门协作机制还有待完善。个别部门对于健康影响评价的认识比较局限，在试点推进过程中存在畏难情绪。因此，为确保健康影响评价工作的顺利推进，新昌县成立县领导小组、联席会议制度等以加强组织领导；依照评价内容"谁主管谁负责"原则，按层次、分类别明确各健康影响评价实施主体的职责，强化了部门、乡镇街道的主体责任意识。今后也必须牢牢抓住健康中国、健康浙江建设考核这根指挥棒，明确规范和要求，逐步明确评价流程设计和工作流程，进一步完善健康影响评价运行体系和工作机制。

（二）评价专家队伍建设有待加强，管理机制仍须健全

健康影响评价试点工作对专家队伍提出的要求较高。高水平的专家库能够为评价工作提供相应的技术支持。当前，新昌县已经建立县级、部门二级专家库，并制定出台了相关的管理办法。县级专家库由县生态环境局、县卫生健康局、县应急管理局等部门的专家组成，并邀请县人大、政协领导和第三方专业人才加入健康影响评价团队。今后，在试点较为成熟后，可根据开展待评价政策的高度和广度、项目的投资额及影响面来规范一些刚性的要求，如确定有的评价工作必须某些专业领域和某些级别的专家参加等。

（三）经费保障问题亟待解决

当前，主要的经费开支在于邀请第三方评价公司开展具体的评价业务。试点初期，试点单位相对需要的经费较少，由县健康办统一打包即可完成工作。然而，随着试点扩面工作的进一步深入，参与试点单位逐渐增多，原有的经费保障不能满足工作的需要。目前，新昌县采取鼓励各部门自行解决，可邀请第三方协助，由县健康办把关，三方协助完成的模式。今后，希望各级政府能对实施健康影响评价工作经费进行统筹，给予更多的经费补助，以强化工作保障。

（撰写　施　敏　张　萌　陈　新；审核　徐　勇）

专家点评

本案例介绍了自2020年以来新昌县为贯彻"将健康融入所有政策"而开展的健康影响评价工作思路、主要做法、工作取得的效果、经验亮点、挑战及展望，为各地完善健康影响评价实施相关机制、探索工作模式提供了可参考的宝贵经验。通过实施健康影响评价工作全覆盖，拓展"健康入万策"实施范围；完善健康评估实施组织机制，夯实"健康入万策"制度保障；探索将健康影响评价融入各项工作，扩展"健康入万策"的领域，形成了县域推广的"新昌样板"模式。其工作亮点还在于：①贯彻落实"将健康融入所有政策"的政策理念，提高认识，凝聚共识；②积极开展健康影响评价的扩面增质探索，完善健康影响评价组织机制。

本案例存在的公共政策健康影响评价工作中部门间协作与配合问题、评估专家队伍建设问题以及经费保障问题还需进一步探索与解决。

（点评　孙　桐　施　敏）

浙江省衢州市常山县：强化工作网络建设，不断推进健康影响评价广泛深入开展

摘要 为全面贯彻落实党的十九大关于实施健康中国战略的要求，认真践行"大健康"理念，把"将健康融入所有政策"落实到城市规划、建设和治理的各方面，常山县将公共政策健康影响评价作为建设健康常山、全方位全周期保障民众健康的重要举措。在健康影响评估制度建设中，常山县按照"一个中心＋一组网络＋一套标准"，搭建了78家单位的工作网络，按7个阶段标准，规范化开展评价。在健康影响评价工作推进中，常山县按照"一策一评""一策一人""一策一档"确保评价工作全面、精确、闭环管理。常山县将公共政策健康影响评价作为健康常山、健康促进县建设的重要内容同部署同考核同落实，为将健康融入文明创建、健康城镇、美丽城镇等的建设形成有效合力。

一、工作背景

为全面贯彻落实党的十九大关于实施健康中国战略的要求，认真践行"大健康"理念，建立健康影响评估制度，把"将健康融入所有政策"落实到城市规划、建设和治理的各方面，确保在有关发展规划和决策过程的早期阶段就尽可能考虑其中的健康决定因素，识别出对社会和群众当前和未来健康的潜在危害，尽可能避免因未能及时识别、评估和管理这些健康风险而可能导致错失改善健康的机会，并提出相应的建议。2020年常山县成功申报公共政策健康影响评价市级试点，并根据《浙江省公共政策健康影响评价评估试点工作方案》要求，在健康城市、健康促进县建设工作中，积极探索公共政策健康影响评价的实施路径。2021年常山县公共政策健康影响评价工作又被列为省级"扩面提质"试点县，取得了一定的成效。

二、工作思路

建立健康影响评估制度，评价经济社会发展规划和政策、重大工程项目对健康的影响，使公共政策健康影响评价成为建设健康常山、全方位全周期保障民众健康的重要举措。要重点探索健康优先发展的路径，尽快制定印发《常山县公共政策健康影响评价试点实施方案（试行）》。自2020年起，选择部分政策性文件、工程项目开展试评价；到2022

年，力争评价覆盖率分别达到30%和10%的目标。确定公共政策健康影响评价的范围主要为经济社会发展规划、经济社会发展政策、重大工程和项目。明确评价的内容、评价方法和时限、评价程序、评价结论和效用等。

三、主要做法

（一）建立健康影响评估制度

1. 明确职责

县委县政府是实施健康影响评价的责任主体，负责牵头实施评价工作。在县卫生健康局设立常山县全民健康委员会办公室（县健康办），作为评价的协调机构，负责本行政区域内健康影响评价工作的组织领导、协调督办等工作，并负责提供技术支撑。各部门是健康影响评价的执行者，分别指定一名领导和一名联络员负责本部门健康影响评价工作的协调管理和具体实施工作。

2. 成立专家库

组建了由政府机构的在职人员为主、非政府在职人员为辅的26名专家组成的常山县健康影响评价专家委员会，同时，根据评价需要，适时邀请省市专家、第三方评价机构参与评价。

3. 保障经费

建立项目经费保障机制，将公共政策健康影响评价工作纳入健康促进县和健康常山建设项目预算，全力保障评价工作。

4. 制定方案

县政府制定下发了《常山县公共政策健康影响评价试点实施方案（试行）》，确定了公共政策健康影响评价范围，主要是经济社会发展规划、经济社会发展政策、重大工程和项目。明确了评价内容、方法、时限、程序、结论、结果运用等。编写了《常山县健康影响评价技术指南》，编制了公共政策健康影响评价路径图、健康决定因素清单和健康影响评价技术流程。

（二）探索研究评价机制

1. 构建工作网络

建立了包括"县政府、县健康办、各部门"的健康影响评价工作网络，成立了评价工作领导小组，由县长担任组长。在县健康办原有的架构上，抽调了4名骨干力量，成立了公共政策健康影响评价工作专班，并实行集中办公。78个机关单位各指定一名工作人员（一般为文件拟办员）作为公共政策健康影响评价的联络员。

2. 优化评价流程

各部门公共政策健康影响评价工作联络员（即各部门办公室负责文件拟办的人员）对本部门拟行文发布的规范性文件自行进行初筛后，连同规范性文件合法性审查相关材料一并报县司法局。初筛认为需要进行评价的，由县司法局推送到县健康办，县健康办对其进行筛选，确定需要评价的，由县健康办牵头组织专家组，组织开展评价，同时实行"首拟负责制"，即部门的文件首拟人员作为评价小组的组长，全程参与评价工作，评价后，由县健康办将评价报告书面反馈给部门，形成工作闭环。

3. 强化专业培训

领导小组将公共政策健康影响评价工作纳入每年的卫生健康大会中一同布置；工作专班定期组织开展培训工作。到目前为止，共开展"线上+线下"培训10次，培训800人次；定期邀请上级专家对专家库成员开展业务培训，2022年共邀请2名专家对县专家库成员进行了培训。

4. 严格检查考核

县委县政府将公共政策健康影响评价工作与健康常山建设、健康促进县建设考核相结合，并将其列入乡镇（街道）、部门年度政府目标责任制考核。

（三）逐步扩大评价范围

1. 公共政策类评价

从由少数重点部门挑选个别公共政策开展试评价到全县78个部门共同参与，对2018—2020年已出台的公共政策进行回顾性公共政策健康审查，对不合理的部分予以补充和完善。同时对即将研究出台的新公共政策，特别是可能会对经济社会发展和公众的利益有较大影响、涉及面广的公共政策，如生活垃圾分类、农药包装废弃物回收处理、扬尘污染防治、健康乡村建设等一类政策，在制度的早期阶段开展了评价。

2. 工程项目类评价

2022年，对《常山县渡口未来社区项目》和《常山县人民医院感染病区扩建工程》2个工程项目进行了评价。在《常山县人民医院感染病区扩建工程》评价过程中，由来自杭州师范大学公共卫生学院和县卫生健康局、县卫生监督所、县疾病预防控制中心、县交通局、县人民医院、市生态环境局常山分局、承建单位、环评报告出具方、工程设计方等单位共计11名专家组成了健康影响评价小组。按照健康决定因素清单，评价小组专家进行了评估。专家共提出意见建议16条，经评价组反馈后全部采纳。

3. 规划类评价

尝试开展了对重大规划进行前瞻性健康影响评价。2020年，县资源和规划局拟出台的《常山狮子口片区城市设计稿》《常山县老城区控制性详细规划修编》（以下简称"两规划"）。经发展改革局初筛，把"两规划"提交给县健康办。县健康办根据"两规划"所涉及的领域，选定来自医疗卫生、公共卫生、公共管理学、健康教育与健康促进等领域的7名专家组成健康影响评价专家组开展评价。经汇总专家意见后，共提出针对"两规划"19处可能产生健康消极影响的条款并给出修改建议。针对"两规划"的健康影响评价结果，最终由县健康办填写公共政策健康影响评价意见反馈表，并提交县自然资源规划局，供决策参考。

四、工作成效

（一）从健康审查到健康影响评价转变

2020年以来，在对全县所有规范性文件进行健康审查的基础上，着重对项目、重大政策等进行健康影响评价，更科学严谨，形成优势互补、资源共享、协同互益。如三个政策和项目（包括《常山县域外固废乱倾倒专项整治行动实施方案》、人民医院感染病区扩建工程项目、渡口未来社区项目），通过健康影响评价后，及时发现和填补了不足，消除了群众的健康顾虑，使各单位部门对健康影响评价有了新的认识，为政策项目类评价积累了经验，提升了评价实战能力。截至2022年年底，已组织采取一般和简易程序评价公共政策有25个。

（二）从卫生健康局单一评价到各部门工作网络联合评价

基本建立了健康影响评估制度体系，将公共政策健康影响评价作为健康常山、健康促进县建设的重要内容来抓，同研究、同部署、同落实、同考核，从政策、机制上给予健康影响评价更多保障；做到认识到位、领导到位、组织到位、措施到位、工作到位；使健康影响评价工作从原来的由卫生健康部门为主的单一评价转变为各部门工作网络联合评价。通过健康影响评价，既更好地将健康融入文明创建、健康城镇、美丽城镇建设，如在未来社区、美丽乡村、风貌提升等建设项目上，植入健康小屋、健康步道、健康主题公园等健康支持性环境，优化了全县健康环境；同时也将健康融入教育和卫生等民生事业中，如在交通工程、新改建学校等公共政策上，植入出行安全、心理需求等，将健康融入所有政策真正得到落地见效。

五、经验亮点

（一）一策一评扩大影响，确保全面评价

按照"一个中心＋一组网络＋一套标准"，由政府牵头，县健康办协调，搭建了以卫生健康局、发展改革局、教育局等78家单位的工作网络，按部门初筛、县健康办备案、组建专家组、筛选、分析评估等7个阶段标准程序，规范化开展"一策一评"。结合健康促进县创建，召集各单位对照健康决定因素清单，组织各单位回顾梳理2019年以来涉及健康环境、社会保障、医疗卫生服务等多个领域共1648份健康相关的公共政策和文件，提出健康审查意见661条。通过"线上＋线下"10次培训，有效提高各部门的知晓度和认可度，确保涉及健康决定因素的公共政策在印发前应评尽评。《常山县域外固废乱倾倒专项整治行动实施方案》（常政办发〔2021〕41号）等15项公共政策100%落实一策一评。

（二）一策一人贯穿全程，确保评价的有效性

首创"首拟负责制"做法，即各部门公共政策的拟稿人全程参与评价的各个阶段。县健康办分别以每项政策的首拟人为评价小组组长，动态组建健康影响评价专家组。通过实践操作，政策首拟人在评价过程中充分发挥"大脑中枢"作用，在考虑专业领域科学性的基础上，筛选、吸纳同组其他领域专家的建议意见，最后达成共识，使健康影响评价结合政策制定部门工作实际和现有标准，有效地提高评价意见和建议的部门采纳率。例如，在评价《常山县交通工程施工标准化建设实施方案》时，首拟人结合健康影响评价的理论从行业专业的角度提出"优质、安全、文明、和谐、廉洁"是交通工程健康影响评价标准，主动将健康的理念有机地融入交通工程的建设中。

（三）一策一档跟踪管理，确保闭环评价

常山县健康办坚持一策一档的原则，点对点上门对接各单位联络员，出具书面反馈单，及时关注沟通各单位对评价意见的采用情况，动态跟进政策落实，形成闭环管理，确保评价意见、建议得到牵头各部门的认可，并将相关意见、建议切实在政策中付诸施行，真正实现"将健康融入所有政策"的健康影响评价目标。2020年至今，县健康办已组织采取一般和简易程序评价公共政策25个，向各单位反馈综合专家组评价意见160条，均予以采纳。

六、挑战及展望

常山县将继续探索健康优先发展的有效路径，进一步完善公共政策健康影响评价体制机制和保障机制，进一步提升公共政策健康影响评价质量，努力实现全县公共政策健康影响评价的应评尽评。

（撰写 施 敏 张 萌 叶小俊；审核 徐 勇）

专家点评

本案例介绍了浙江省常山县在2020年以来公共政策健康影响评估制度的建设路径，为各地提供了宝贵的工作经验。

本案例从建立健康影响评估制度，探索研究评估机制，逐步扩大评价范围三方面开展公共政策健康影响评价工作，创建了健康影响评价的工作网络，取得了较好的工作成效，其中工程项目类作为典型评价案例，向全国分享经验和做法。

本案例的突出之处在于：①常山县按照"一个中心＋一组网络＋一套标准"，由政府牵头，县健康办协调，搭建了以卫生健康局、发展改革局、教育局等78家各部门的工作网络，按7个阶段标准，规范化开展一策一评。②首创"首拟负责制"。政策首拟人在评价过程中充分发挥"大脑中枢"作用，在考虑专业领域严谨性的基础上，筛选、吸纳同组其他领域专家的建议意见，最后达成共识，确保精准评价。③实施"一策一评""一策一人""一策一档"的闭环管理模式，坚持一策一档原则跟踪管理，确保评价意见、建议得到牵头各部门的认可，并将相关意见、建议切实在政策中付诸施行。

（点评 孙 桐 徐水洋）

浙江省临海市：高位统筹，多方协同，推进健康影响评价工作制度化

摘要 健康是民族昌盛和国家富强的重要基石。为积极贯彻"大健康"理念，临海市委市政府将健康影响评价行动作为特色行动纳入"1+26项"健康临海行动，探索将健康理念融入各项政策，优化公共政策、发展规划和重大工程项目健康影响评价路径。在健康影响评价工作推进中，临海市坚持政府主导，通过"一盘棋"统筹推进"健康融万策"，通过"一站式"流程开展健康影响评价，实现健康影响评价工作制度化；借助信息化手段，逐步建立"临海市健康影响评价信息系统"，推进健康影响评价走深走实，实现健康影响评价数字化。临海市健康影响评价工作推行至今，行政部门的健康理念更加到位，健康影响评价机制更加规范，健康影响评价系统更加高效，健康影响评价成效初步显现，打造"将健康融入所有政策"临海样板。

一、工作背景

健康是民族昌盛和国家富强的重要基石。习近平总书记在全国卫生与健康大会上高瞻远瞩地提出"将健康融入所有政策，人民共建共享"。《基本医疗卫生与健康促进法》第六条明确"建立健康影响评估制度"，首次将"实施健康中国战略，普及健康生活，优化健康服务，完善健康保障，建设健康环境，发展健康产业，提升公民全生命周期健康水平"写入法规。浙江省自2018年开始实施健康浙江考核，2020年发布《推进健康浙江行动的实施意见》，省卫生健康监测与评价中心增设健康影响评价与评估科，将健康影响评价工作逐步推广到各地市、县市区。临海市卫生健康局积极贯彻"大健康"理念，设立了疾控应急科（健康促进与评价科），跻身首批健康影响评价试点县市区，将健康影响评价举措落地落细。临海市委市政府印发《推进健康临海行动的实施意见》，将健康影响评价行动作为特色行动纳入"1+26项"健康临海行动，探索将健康理念融入各项政策，优化公共政策、发展规划和重大工程等领域健康影响评价路径，打造"将健康融入所有政策"临海样板。

二、工作思路

2019年，临海市以创建全国健康促进县为契机，率先出台关于健康审查制度的行政规范性文件，临海市委市政府健康临海建设领导小组办公室（市健康办）、市法制办（现更

名为市依法行政办）牵头推进健康影响评价，组织针对合法性审查的公共政策进行健康影响评价。2020年临海市被浙江省健康浙江建设领导小组办公室（省健康办）确定为全省公共政策健康影响评价试点县市区，按照省健康办和省卫生健康监测与评价中心的要求全面铺开健康影响评价工作。2020年以来，浙江省政务改革勇闯新路、数字赋能、勇立潮头，在省委省政府精神指导下，临海市健康影响评价工作已实现部门自主、两办督促、第三方协同的良性发展格局。2022年临海市为节约人力、增进实效探索路径，逐步建立健康影响评价线上系统，借助信息化力量推进健康影响评价路线走深走实。

三、主要做法

（一）健康影响评价制度化

1. "一盘棋"统筹推进"健康融万策"

一是政府主导，考核提质。以1+26项健康临海行动带动健康影响评价。2022年纳入市委、市政府目标责任制考核，设健康临海考核分值2分，以考核为导向，保障健康影响评价工作全面推开，明确重点部门对照手册要求，全年至少完成2个公共政策的健康影响评价工作，未完成的按比例扣分。无法自主完成健康影响评价的、较为复杂的公共政策或重点项目报至市健康办，必要时将召开会商。同时建立定期通报制度，市委督查室、市健康办对各部门健康影响评价工作开展情况进行通报并排名，倒逼健康影响评价工作落地见效。

二是部门自主，督查提醒。重点部门自主在临海市健康影响评价线上系统上传需要评价的政策文件等，组织本系统专家库专家自评，如有不足可申请市级专家库（健康影响评价专家委员会）或第三方机构专家线上评估，借助信息化手段全程网上办、联合议、专家评。市健康办、市依法行政办分别依据各自职责，及时督促审查进展。2019年，临海市试行市依法行政办初筛，商请市健康办组织专家开展健康影响评价。2022年，试行以数字系统为载体，部门自主组织专家初筛，市依法行政办转为以监督、督促部门开展为主。参见图1-3。

三是多方协同，联审提效。健全以市健康办为主体，协同依法行政办及相关重点部门协同推进的联合审查机制（针对需有法律依据的合法性审查的公共政策）。主动与环境影响评估、职业卫生技术评估等第三方技术机构合作，开展见面审、多跨办、回头看，由第三方机构召集多领域专家为工程项目类健康影响评价提供开工前技术指导和完成后结果评估。

四是政策培训，观念提级。全方位增强领导干部对健康影响评价工作的理念上培育和引导，将"健康融万策"意识纳入干部培训体系和宣传序列，通过健康宣讲、健康临海大讲堂等形式，开展常态化宣教，做实健康理念渗透，提升机关干部的健康影响评价意识。

2. "一站式"流程开展健康影响评价

一是制定一本通用手册，对标评。制定临海市健康影响评价实施方案，参考省里手册制定了《健康影响评价实施操作手册》，3.0版本正在根据实际情况调整完善。把"发文后备案"变为"发文前评估"，提前干预、及时提出健康影响评价修改意见。

二是打造一支智库团队，专业评。完善了市级健康影响评价专家库（原称健康审查专家库），以X+Y（多部门专家+社会领域、高校专家等）的专家力量破解公共政策发布后再备案评价的滞后性，防止重大政策、规划等影响民众健康。

三是构建一套补充机制，合作评。市健康办依据市依法行政办转发的政策文本和起草说明等材料或政策起草部门直接根据健康决定因素涉及领域，通过"标准化8步走"评估机制进行评估，见图1-4。必要时，借助第三方机构的力量，开展健康会商、健康会诊，综合汇总后形成一致性意见和健康影响评价报告。

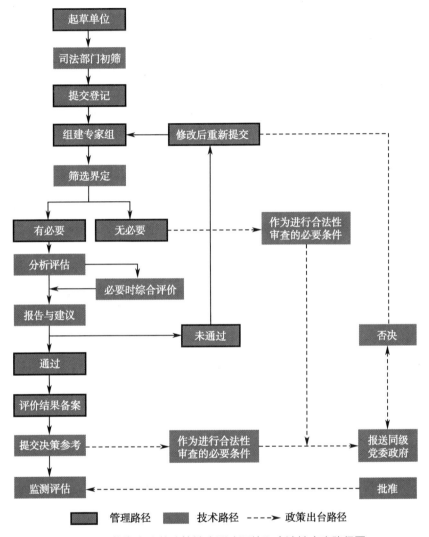

图1-3　临海市公共政策健康影响评价和合法性审查路径图

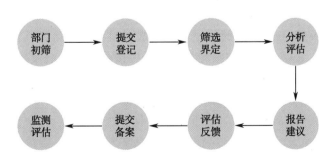

图1-4　临海市健康影响评价信息系统标准流程路径图

（二）健康影响评价数字化

为进一步深化健康影响评价行动，以数字赋能提升健康影响评价效率，放大健康影响评价效应，市健康办着手建立"临海市健康影响评价信息系统"。2022年5月，PC端、移动端落地实施，双轨并行。系统设有健康影响评价、个人学习成长、智能决策分析三大子系统。市健康办、市依法行政办筛选分析相关部门的基础材料，先行预测审查，强化源头预防。

一是繁简分流，确保程序不多余。在初步筛选基础上，根据公共政策特征、潜在健康影响和社会敏感度等，分类选择简易程序或标准程序进行健康影响评价。对潜在健康影响小、社会涉及面窄的公共政策，走简易流程，实行"承诺评估"备案制，保留对健康积极影响的内容，反馈可能造成消极影响的健康问题，加快健康影响评价速度；对潜在健康影响大、社会敏感度高的大中型项目，走标准流程，实行"预测评估"合作制，及早主动实施干预，确保评价专家、公众有充分时间参与。

二是化繁为简，确保时间不浪费。为进一步提升网上评价质效，临海市构思了健康影响评价线上评价框架，即关口前移，抓审查，精准评价"全流程"。目前已经实现从初步审查筛选、分析评估项目到出具评价报告三环节，从牵头单位、责任单位到监管单位三主体，从发文者、执行者到第三方机构都可以在线上平台交流、合作、相互督促。

三是结果跟踪，确保实施不落空。根据健康影响评价报告建议，持续跟踪评价措施建议的落实及成效。如在台州市工业废物综合处置及利用项目（星河医废处理项目）健康影响评价中，通过专业机构持续跟踪和市长热线、部门协同等途径，对项目建设期间、建成后的可能健康决定因素进行跟踪评估，为项目的投入使用提供科学决策依据。同时在信息系统中以全环节督促（短信提醒）的形式保障每一个环节都在时限内完成。

四、取得效果

临海市健康影响线上评价系统大大缩减了各部门申报、组织、评价时间，促使市健康办、市依法行政办进一步参与到健康影响评价操作指导、落实追踪中，提升了评价时效。2019年至2022年8月，全市共累计审查建设规划9份、规范性文件90余份。其中出具重大工程健康影响评价报告5个、美丽城镇规划意见5份，提出大气环境质量改善、危房治理改造、畜禽养殖禁养区划分、雏鹰企业培育方案、临时救助政策等意见建议30余条。行政部门的健康理念更加到位，健康影响评价机制更加规范，健康影响评价系统更加高效，健康影响评价成效初步显现。代表性的评价案例如下：

案例1.河头镇美丽城镇规划的健康影响评价

市美丽城镇办商请16个有关部门、单位参加了项目评审会议，其中7位为健康影响评价专家。讨论后，建议了增加健康元素、发扬中医药文化、增设残疾通道等11条意见（写入项目评审会议纪要），均在后续目标方案中予以改进。

案例2.临海市崇文学校新建项目的健康影响评价

2021年市发展改革局筛选了当年的重特大工程项目，选取崇文学校新建项目，邀请市健康办组织专家力量帮助进行健康影响评价。崇文学校附近新建楼盘多，学校新建完成后可解决周边大批居住小区的适龄儿童"上学难"的问题。市健康办商请第三方公司在环境保护、预防医学、安全工程、职业卫生、健康教育与健康促进5个领域开展了评价。在实地考察、资料阅读后，提出了改进交通、减少噪声、配套设施等4条意见，其中3条被项目申报单位采纳，1条转至校方在运营期进行调整。值得一提的是，最终采用了楼下停车场与楼上运动场的新模式，在不改变周边交通布局、控制资金投入的同时极大改善了上下学接送难的问题（2022年临海小学新校区建设项目也参照了此方案以解决交通问题）。

五、经验亮点

（一）两办合作共建共享

初期，临海市借助市依法行政办平台，将健康审查加入公共政策必须要进行的合法性审查中，执行难度大且评价效果不好。现在，市依法行政办能依托线上系统全过程了解健康影响评价专家从初筛文件、筛除到筛选后开展评价的各环节，流程清晰、简洁、高效，数字化应用促进部门间的合作更加紧密。

（二）关口前移硕果累累

健康影响评价帮助部门增强了"大健康"的自主意识，通过自己发文自己先评，一定程度上促进了部门自主牵头而不是被市健康办、卫生健康部门逼着赶鸭子上架的状况。市健康办对积极开展健康影响评价的部门予以通报表扬，市委、市政府优先对其进行评奖评优。同时，有效强化了部门专家"每个人是健康的第一责任人"意识，通过自己制定自己先审倒逼每一位草拟者、发文者、执行者在初拟和制定政策、规划、项目早期考虑健康决定因素。

（三）建立促进部门主动开展健康影响评价的激励机制

临海市健康办以考核为导向，通过设置健康临海考核分值，引导健康影响评价工作全面推开，对于完成工作的部门予以通报点名奖励，未完成的按比例扣分。同时，建立定期通报制度，对各部门健康影响评价工作开展情况进行通报、排名，倒逼健康影响评价工作开展。通过考核制度的激励，各部门在政策制定初期将健康决定因素考虑在内，提高各部门的"健康理念"，促进部门间的沟通协作，推动各部门更加主动地考虑政策制定中的健康决定因素。将健康作为制定和实施各项公共政策的重要考量，把"将健康融入所有政策"落实到城市规划、建设和治理的方方面面，助力经济社会发展和居民健康的协调发展。

（四）专家能力持续提升

以往，临海市通过邀请相关的专家（如第三方公司、高校、行业专家），开展线下会商或线上评议；现在，邀请专家入驻信息系统，开通相应权限，按一定的流程直接参与线上评价，同时还能回看既往优秀案例，提高工作能力。数字应用进一步拓展了合作深度，提升了评价的效率，拓展了健康影响评价应用的广度。

六、挑战及展望

（一）面临挑战

目前，临海市健康影响评价线上系统初步实现了平面化管理评价全流程，但离真正成熟、高效、智能的健康影响评价数字管理还有不少差距。目前存在的问题是：一是各相关单位参与积极性仍然不够，有关单位公共政策的健康影响评价上报数量都是根据"健康临海"考核要求来完成的，主动性不足，系统应用率不高。二是健康影响评价线上系统智能辅助决策的功能有待加强，目前系统离智能决策、多端互动、多部门项目文件联动等多功能运用还有一定差距，后续尚需借鉴杭州的经验进行补充。

（二）未来展望

下阶段，市健康办将强化健康影响评价工作推进力度和广度，持续督促并推动配合度不高的部门主动开展；加快完善健康影响评价线上系统，给专家、部门、相关机构营造健康影响评价的"比学赶超"的氛围。

（**撰写** 施 敏 张 萌 黄默也；**审核** 徐 勇）

专家点评

本案例介绍了浙江省临海市在健康影响评价工作中的思路、做法、工作成效以及挑战，为各地开展健康影响评价提供了宝贵经验。

本案例从制度化和数字化两方面推进、落实、开展公共政策健康影响评价工作，政府主导，多方协同，"一站式"流程开展健康影响评价；数字赋能，构建评价线上系统，提升健康影响评价效率，打造出"将健康融入所有政策"的临海样板。

本案例的突出之处在于：①将健康影响评价融入公共政策合法性审查程序，市依法行政办依托线上系统全过程了解健康影响评价的各环节，数字化应用促进部门间的合作更加紧密。②健康影响评价线上系统帮助部门增强了"大健康"的自主意识，一定程度上消除了部门牵头的被动状况，有效强化了部门专家的责任意识。③借助线上系统，专家和第三方机构能及时参与到评价的过程中，数字应用拓展了合作深度，提升了审查速度，拓展了健康影响评价应用的广度。

本案例提出的目前健康影响评价线上系统智能化程度不高等问题为健康影响评价数字化建设提供了思考方向，值得进一步探索。

（**点评** 徐 勇 张 萌 徐水洋）

杭州师范大学：发挥高校优势，助推健康影响评价研究和实践

摘要　公共政策健康影响评价是中国式现代化治理——"将健康融入所有政策"在卫生健康领域的创新实践。浙江省担当高质量发展建设共同富裕示范区的时代重任，其公共服务均等化的内涵要求对所有政策实施公共政策健康影响评价以实现公共服务的优质共享。杭州师范大学健康治理与公共政策协同发展研究中心接受省市卫生健康相关职能机构委托，发挥学科特色及专业优势，在经济社会发展规划和政策、重大工程项目健康影响评价工具、关键技术与手段的研究、健康影响评估制度实施路径研究和健康影响评价专业人才队伍的建设等方面取得了突出成果。依托研究开发的标准化、数字化健康影响评价工具、关键技术与手段等成果已应用转化为浙江省市、县、区的公共政策健康影响评价规范性文件和健康影响评价工作指导手册并用于建立健康影响评价培训课程以指导区域化健康影响评价专家库建设。目前中心已经建立形成了广泛的试点地区公共政策、规划和重大工程项目健康影响评价案例库。基于杭州师范大学跨部门多学科的联合攻关及政学研用学术交流与合作的实践转化，健康治理与公共政策协同发展研究中心助力健康中国建设行动、助推浙江省健康影响评价工作已取得一定的成果，成果的应用也逐步向周边省市扩散。

一、工作背景

杭州师范大学是浙江省重点建设高校，是一所以师范教育为传统、文理并重、人文社会科学与自然科学协调发展的综合性大学，一直以来秉承立足杭州、服务全国的理念，在建设杭州的多个领域提供技术和智库咨询服务。

健康治理与公共政策协同发展研究中心（以下简称"中心"）于2021年成立，是杭州师范大学公共卫生学院设立的学术性研究机构，下设公共健康治理、公共政策健康影响评价和重大工程项目健康影响评价三个研究项目组，开展国内外将健康融入所有政策、健康治理、公共政策和重大工程项目健康影响评价的相关理论和实践研究。中心立足学科前沿，面向区域大卫生、大健康战略发展需求，针对健康治理与公共政策协同发展的学术问题和现实问题，整合卫生事业管理、预防医学和健康管理各学科专业的力量，组织跨学科学术团队，共同开展学术研究，积极推进政产学研用学术交流与合作，助力搭建学院师生的社会实践平台，为各级政府和企事业单位提供培训和咨询。截至2022年年底，中心共

有校内研究人员15人，校外研究人员5人，其中教授2人，副教授12人；同时，中心利用本校资源优势，与移动健康管理系统教育部工程研究中心、生命与环境科学学院、体育学院、经亨颐教育学院和经济学院等学院共同合作，建立健康影响评价跨学院工作网络。

中心团队依托浙江省"卫生健康科技创新与发展战略研究基地"和杭州师范大学公共健康治理研究院的成果经验，持续为浙江省健康影响评价工作提供了大量的技术咨询和报告撰写服务。在浙江省积极探索"将健康融入所有政策"机制体制实践中，中心团队充分发挥院校研究优势、学科优势、人才优势，探索开展经济社会发展规划和政策、重大工程项目健康影响评价工具、关键技术与手段的研究，健康影响评估制度实施路径研究和健康影响评价专业人才队伍能力建设培训模块的开发等项目。至2022年底，中心已承担省市县三级卫生健康部门委托健康影响评价相关研究课题20余项。

二、工作内容

（一）健康影响评价程序、方法及工具研究

2017年，中心与杭州市健康城市指导中心联合开启公共政策健康影响评价探索与研究。中心团队基于国内外经典文献与评价案例对健康影响评价起源发展和现状、健康及其决定因素、健康影响评价概念及其类型、指导原则和健康影响评价实施的过程、参与者、审查标准、评价工具及评价指标体系做了充分详细的探讨。通过为期一年的研究，中心为杭州市健康影响评价开发了一套系统性的评价程序、评价方法及应用工具，并对《杭州市燃气管理条例》《杭州市新能源汽车推广应用财政支持政策》两项公共政策首次实施评价。评价验证了相关程序、方法和工具的科学客观性和适宜可行性，同时通过将健康影响评价与两项政策制订实施评估全过程的结合，与政策起草部门和利益相关者的不断沟通交流，向政策制订者传递了信息和决策的健康导向理念，使其逐渐理解健康影响评价的作用，并主动考虑政策对健康影响，发挥政策对公众健康的导向作用。

（二）"公共政策健康影响评价辅助决策系统"研发

2018年起，受杭州市健康城市指导中心委托，杭州师范大学移动健康管理系统教育部工程研究中心利用自然语言人工智能处理技术启动研发"杭州市公共政策健康影响评价辅助决策系统"，在国内率先实现了对公共政策健康影响评价的数智化运作模式。该系统初步实现了自动识别健康决定因素关键词，自动检索健康决定因素支撑文献，智能输出相应修订建议等系列功能。其平台化管理、智能化辅助和可视化操作功能，可以辅助健康影响评价专家审读政策文件和提出专业建议，帮助管理员及时了解评价实施进度和各个专家的评估意见，最终提高评价质量和效率。目前该系统已经应用于杭州市本级健康影响评价工作并进一步推广至所辖各个区县。

（三）健康影响评估制度建设研究

2019年起，为协助浙江省健康影响评估制度建设试点工作，中心针对健康影响评估制度建设相关机制、路径和参考工具开展了系列研究，通过实践运用和总结提炼逐步形成了操作性强、可推广复制的浙江省健康影响评估制度建设工作模板。

中心团队先后完成了浙江2021版和2022版《浙江省健康影响评价工作手册》（简称《手册》）的编写。2021版《手册》包括了健康影响评价概述、公共政策健康影响评价工

作的组织管理和保障、健康影响评价的实施以及各部门涉及健康相关因素的政策文件范围及对应健康问题清单等内容，选取了部分地区的实践案例供全省试点地区参考。在2021版的基础上，2022版《手册》汲取国家、省、市和县（区/市）四级专家意见，结合试点各地实践经验对内容作了相应修改完善，新增了重大工程项目实施的相关内容及注意事项，对健康影响评价工作的组织保障内容作了进一步的细化和表述。

中心成员先后参与杭州市本级及临安区、余杭区、西湖区、钱塘区、临平区、富阳区和萧山区，绍兴市上虞区，舟山市普陀区、临海市、玉环市和温岭市，丽水市本级及莲都区、缙云县、青田县和云和县，桐乡市、湖州市南浔区、长兴县和德清县，衢州市衢江区和常山县，金华市武义县等市和县（区/市）的健康影响评估制度建设工作，通过理念倡导、技术培训和操作指导等具体性工作，不断优化研究成果，并推动浙江省健康影响评估制度建设工作，提升浙江辨识度。

（四）健康影响评价专业人才队伍的建设

2019年起，中心承担浙江省健康影响评估制度建设试点地区的多轮培训工作，基于国家健康影响评价核心专家组和中心研究团队的集体智慧，通过不断运用和实践积累，逐渐开发形成线上、线下健康影响评价理论和技术操作培训课程体系，该体系包括健康影响评价基础理论和进展，公共政策、工程项目健康影响评价方法及实例，公共政策、工程项目健康影响评价实操等模块，同时对课程设计、实施流程和培训团队组成进行了规范。该体系为国家、浙江省、各试点市和县（区/市）健康影响评价人才队伍培训提供了有力技术支撑。

尤其是在新冠疫情期间，中心对线上健康影响评价系列培训课程的开发与实践，将传统的评价流程以数字化形式进行迭代，加速了浙江省健康影响评价工作的实施与开展。譬如2022年7月5日—25日，在浙江省委省政府健康浙江建设领导小组办公室和浙江省卫生健康监测与评价中心的共同领导下，中心团队对浙江省10个市及其各个健康影响评价试点县（区/市）的业务骨干成员进行了培训。此次培训采用线上线下交互的小组化教学方式，10余位老师对浙江全省10个市区共26个健康影响评价骨干成员学习小组进行了健康决定因素清单、标准化健康影响评价流程、规范化健康影响评价报告等多项实训内容系统性带教和实践性操作的指导。本次培训案例选取了康养服务、居家养老、食品安全、近视防控、儿童发展、市场治理、污染防治等多个与健康影响评价工作紧密相关的公共政策。与会人员按照健康影响评价流程步骤进行标准化演练，全面掌握了健康影响评价参考清单和健康影响评价用表的学习要点，并以各学习小组的专家评议结果为基础，实现了健康影响评价报告的规范化产出。

三、主要成效

（一）健康影响评价工具、关键技术与手段的研究成果成功转化为技术指南和工具，为各级开展健康影响评价工作提供参考

中心前期关于健康影响评价工具、关键技术与手段的研究成果已成功转化为国家、省、市、县（区/市）的公共政策健康影响评价的规范性文件和/或健康影响评价工作指导手册，为试点地区公共政策健康影响评价工作开展和健康影响评估制度的建设，提供专业

技术参考。中心团队先后参与编写了中国健康教育中心 2019 版和 2021 版《健康影响评价实施操作手册》、2021 和 2022 版《浙江省健康影响评价工作手册》以及 2018 年、2020 年和 2021 年《健康杭州建设蓝皮书》等书籍和工作手册。

（二）健康影响评价的系列培训课程已被国家、各试点地区等地广泛使用

至 2022 年 11 月，开展的培训包括 2021 年全国健康影响评价评估制度建设经验交流培训会、2022 年国家健康影响评估制度建设培训会、2020 年浙江省公共政策健康影响评价培训、2021 年度浙江省公共政策健康影响评价试点工作培训班、2022 年度浙江省健康影响评估制度建设能力提升培训班、杭州市、林芝市和阳泉市健康影响评价培训班以及浙江省多个试点县（区/市）健康影响评价各个部门负责人和专家的培训。

另外，"公共政策健康影响评价"已经进入了杭州师范大学公共事业管理（卫生事业管理）本科生的培养方案，作为一门 12 个课时专业选修课，为未来浙江省储备健康影响评价专业人才，助力健康中国建设。

（三）建立公共政策、规划和重大工程项目健康影响评价案例库

案例范围涵盖养老服务、老旧小区、妇女儿童发展规划、环境治理体系和治理能力现代化、生态环保、小学生"五项管理"、食用农产品、青少年近视防控、食品安全、全民健身、3 岁以下婴幼儿照护服务发展、危险化学品安全风险集中治理和学前教育发展、医院建设类项目和未来社区规划类项目等。

基于案例库，中心团队不断分析总结凝练，一方面为国家和浙江省健康影响评价工作手册提供了《杭州市中长期青年发展规划（2019—2025 年）》健康影响评价案例、杭州市城西分类减量综合体建设项目健康影响评价案例、《南浔区校园食品安全守护行动实施方案（2020—2022 年）》健康影响评价案例和衢江区妇幼保健院迁建一期工程健康影响评价案例；另一方面，通过对评价案例所涉及健康决定因素、证据链条和指标体系进行归纳总结，为进一步优化和开发针对不同领域公共政策进行健康影响评价的方法、工具提供了重要参考。

目前，中心已经搭建起数字案例库平台，已有 56 个评价案例入库平台。

四、经验亮点

（一）积极推进政学研用学术交流与合作，加快研究成果的实践转化

杭州师范大学与中国健康教育中心紧密联系，在中国健康教育中心指导下，不断提高自身对健康影响评价研究和实践工作的认识广度和深度。杭州师范大学立足健康治理与公共政策协同发展研究中心，与浙江省、多个市、县（区/市）健康处（办）合作，将研究的成果应用于健康影响评价的地方实践，同时在实践中发现现实问题、提炼为科学问题指导学术研究。

（二）多部门多学科联合攻关为抓手，全流程推动健康影响评价

健康影响评价工作需要整合各学科的力量，以多部门多学科联合攻关为抓手，组织跨学科团队，多角度、全视角进行健康影响评价。杭州师范大学公共卫生学院设立健康治理与公共政策协同发展研究中心，立足学科前沿，面向区域大卫生、大健康战略发展需求，整合卫生事业管理、预防医学和健康管理各学科专业的力量，组织跨学科学术团队，突破健康影响评价持续推进的核心技术。同时与来自杭师大移动健康管理系统教育部工程研究中心、生命与环境科学学院、体育学院和经亨颐教育学院等的专家学者充分合作，保证公共政策、规划和重大工程项目健康影响评价案例的质量。

（三）推动信息化技术手段的应用，提升健康影响评价工作与数字化融合度

杭州师范大学与杭州市健康城市指导中心合作，开发线上"健康影响评价辅助决策系统"，探索通过智能化系统协助政府管理项目和专家实施评价，从一定程度上解决政府工作人员项目管理困难和专家评价工作量大、时间紧、受专业领域限制等问题，从而实现线上开展健康影响评价项目平台管理、智能辅助、信息化决策的突破，为健康影响评价提供强有力的技术支持。

（四）为健康中国建设积极培养复合型专业人才

杭州师范大学根据健康中国建设发展的需要、结合高校办学实际转变教育思想观念，树立具有时代特征的、先进的教育思想和办学理念，在教学过程中凝练形成的大健康理念，立足地方、面向行业，走差异化、特色化发展道路，推进产学研结合，培养多样化、应用型人才。譬如杭州师范大学设立《公共政策健康影响评价》课程，作为一门12个课时专业选修课，纳入公共事业管理（卫生事业管理）本科生的培养方案，为健康影响评价专业人才的储备提供基础。

五、挑战与展望

目前，杭州师范大学已在健康影响评价工具、关键技术与手段的研究、健康影响评估制度实施路径研究等方面做出了一定的成绩。鉴于我国健康影响评价基础研究仍处于起步阶段，健康影响评价工具、流程、框架等还有待探索，采取手段的种类、内容及其相应的原理尚待进一步成熟完善的现实，杭州师范大学将持续在健康影响评价领域深耕探索。一是开展健康影响评价体制机制建设路径研究。目前，全国各个试点地区逐步开展健康影响评价的体制、机制、制度建设。对当前试点地区建设成效的分析，从中识别出科学的建设路径将是下一步的研究重点。二是为健康治理建言献策。不同地区虽已初步建立了健康影响评估制度，但尚未形成政府牵头、跨部门合作的工作机制，需要进一步探索研究科学可靠的部门协作和评估机制。三是尽快将现有健康影响评价案例纳入健康影响评价数字案例库，通过杭州师范大学网站向相关试点地区免费开放，以便各地区学习、推进健康影响评价工作开展。四是基于健康影响评价的浙江先行优势与团队成员的国际化经验进一步加强本领域国际交流并推动健康影响评价研究的中国式现代化。

（撰写 张 萌 周思宇 王小合；审核 王建勋）

专家点评

本案例介绍了杭州师范大学健康治理与公共政策协同发展研究中心探索的健康影响评价理论以及开展的相关实践。在健康影响评价理论方面，中心自2017年开始研究规划、政策和重大工程项目的健康影响评价工具、关键技术与手段，以及健康

影响评价制度实施路径，并把理论用于实践：中心参与指导浙江省多个地级市和县（区/市）健康影响评估制度的建立；对浙江省内各个健康影响评价试点的业务骨干成员开展培训，培养了一批健康影响评价专业人才；开设了国内第一个面向本科生的课程——公共政策健康影响评价。

健康影响评价在国内刚刚起步，需要研究机构发挥引领和智库作用。杭州师范大学健康治理与公共政策协同发展研究中心在探索健康影响评价理论方面做出了突出贡献，并推动了浙江省乃至中国的健康影响评价实践，可以为其他健康影响评价研究机构提供借鉴。

健康影响评价在一些国家已经有规范的法律法规体系和成熟的运行机制，良性的国际交流必然促进健康影响评价在中国的发展。而健康影响评价中重要的工作机制"跨部门合作"则需要进一步探索研究和实践。在借鉴国外经验的同时，也需要结合国内的政府治理现实，提出本土化路径，切切实实地在中国实现"将健康融入所有政策"。

（点评　梁小云　施　敏）

第二篇
不同领域健康影响评价案例

在健康影响评价中，不同领域的政策、规划和项目所涉及的健康决定因素不同，评价时需要考虑的因素各异，专家组的组成和评价方法的选择也有差别，这也是具体实施健康影响评价的关键和难点。

本篇选编了11个案例，涵盖政策、工程项目、空间规划等领域，其中政策包括建设/发展规划、管理办法、行动计划/方案等，工程项目包括设计期项目和建设期项目，涉及了农业农村、城市管理和综合执法、消防救援、教育、生态环境、自然资源等重点部门，旨在典型引路，举一反三。

这些案例具体介绍了评价背景、专家组组建、筛选、分析评估、报告与建议、评估结果的使用和监测评估等健康影响评价全过程，并附有相关表格和评价前后修订对照，是值得各地在开展健康影响评价工作中学习和借鉴的实操案例。

另外，本篇以杭州市运用信息化技术开展健康影响评价实践为例，介绍通过应用关键词识别和自动文献检索功能来为专家开展健康影响评价提供决策辅助，这种做法不仅提高了评价工作效率，而且实现了健康影响评价工作的可视化、制度化和平台化管理，值得推广和借鉴。

运用信息化技术开展健康影响评价——杭州实践

摘要　随着全国健康影响评估制度建设试点工作持续推进，开展相关方法学研究，解决健康影响评价科学性、时效性和规范性问题迫在眉睫。杭州市充分发挥数字治理理念和大数据技术优势，探索基于自然语言处理领域中深度学习的文本相似度分析技术，针对健康影响评价工作中的中文关键词识别和文献检索任务进行深入研究，历时三年，开发了一套具有关键词识别和自动文献检索功能的"公共政策健康影响评价辅助决策系统"，为专家完成健康影响评价提供了决策辅助，同时使任务管理员更加快速完成任务分配和督促进展，实现健康影响评价可视化、智能化、平台化管理。

一、背景

健康影响评价是一种多学科、跨部门的影响评价工具，健康影响评价工作制度化在国内仍处于探索阶段，前期国内部分科研机构和城市开展的健康影响评价工作主要是以研究和局部试点为主。杭州市作为国内最早建立健康影响评估制度的城市之一，自2017年起，就开展了健康影响评价理论研究和实践探索。在不断实践中，杭州市充分认识到健康影响因素的复杂性、多元性和交叉性特点，以及现行健康影响评价流程一直存在的审稿耗时耗力、缺乏管理平台、关键词难以快速定位、循证文献难以快速查询等现实因素的制约，健康影响评价工作制度化、规范化、流程化、标准化、信息化的长效机制无法形成，严重影响了健康影响评价工作的社会认可度和评价技术的标准性、科学性问题。因此，依赖杭州市健康影响评价实践经验和数字经济、数字治理以及第一城的数字技术和互联网技术的优势，2017年杭州市启动了公共政策健康影响评价信息化建设工作，立足人工智能、大数据、互联网等新一代信息技术，立项开发杭州市公共政策健康影响评价辅助决策系统，于2021年正式投入试运行，全面实现了公共政策健康影响评价"平台化管理、智能化辅助、可视化操作"功能，有效地解决了健康影响评价的时效性、标准化和科学性问题。

二、工作思路

在公共政策健康影响评价前期调研和设计工作基础上，为健康影响评价的专业人员和管理人员提供一套实现健康影响评价的关键因素、标准评价流程、评价建议及相应的软件系统。系统包括政策发布、自动审稿、文本自动识别、自动导入潜在健康影响因素和自动生成健康影响评价报告以及综合分析等功能，从而实现健康影响评价工作的规范化、流程化、信息化，全面提升公共政策健康影响评价可行性和科学性。解决方案如表2-1所示。

▼ 表2-1 信息化解决的问题与方案

传统评价方法存在的问题	评价信息化系统的解决方案
纸质文件审稿	在线读取文件、线上评估
无法快速识别关键词	利用自然语言技术实现对关键词的识别
收集文献费时费力	自动检索文献库
手写批注不能导出	人工批注健康影响自动导入和导出
手工完成评价汇总效率低	自动整合评价结果

三、具体做法

（一）系统角色功能设计

1. 专家端系统实现

专家端的需求是通过系统清楚地了解并知道自己的工作任务内容，审阅文件并保存审阅结果，在任务的最终截止日期之前完成任务，还可以查看完成的历史工作任务以及项目结果。在评估过程之前，可以查询影响健康的潜在因素。在评估过程中，能够自动可视化政策文件中的健康影响因素。此外，系统还需具备基础功能，如对个人信息的修改或登录密码的修改等。

专家通过系统进行工作的流程依次为等待管理员发布项目、完成对应的项目审核与评价和提交个人评审的结果。若该专家被管理员任命为项目组组长，则需要对项目进行评价汇总，汇总专家组各个成员的建议和评审结果，对项目给出最终的评价结果。专家端流程图如图2-1所示。

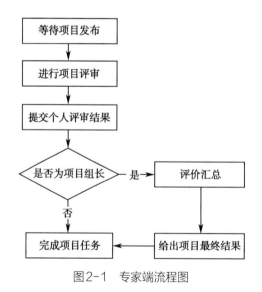

图2-1 专家端流程图

2. 管理端系统实现

根据管理需要，管理员可以划分为市级管理员和区县（市）级管理员，还可设置部门管理员账号。管理端主要权限，包括专家的新增；进行项目的发布并上传相关政策文件，自行选择专家作为该项目的组长或组员，组长和同组的其他专家协同完成项目；针对项目后期需要项目小组成员变更的情况，还需要能够完成项目成员的替换、删除和添加；可查看项目的处理过程内容以及最终项目结果反馈；查看不同专家参与的项目情况；检索需要查询的专家、文件和项目；针对超时、已完成和未完成等不需要项目的删除。

管理员通过系统进行工作的流程依次为发布新的项目、选择一名专家作组长和若干组员，管理端可以进行人员的调整，包括删除、新增和替换，并且还可以根据实际情况进行项目的删除。另外，在项目未完成时，管理员可以查看项目的进度；当项目完成后，可查看项目最终结果以及专家提供的建议。管理员工作流程可见图2-2。

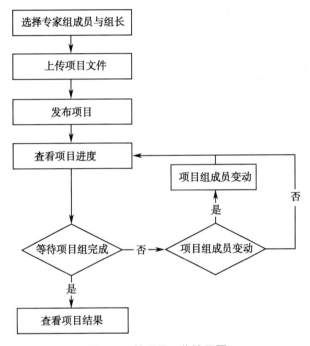

图2-2　管理员工作流程图

（二）系统工作流程设计

系统根据用户角色可以继续细分为专家端和政府端（管理员），在登录入口中需要选择以管理员身份或专家身份进行登录，其中专家端又细分为评审项目的专家组组长和组员。如图2-3所示，健康影响评价辅助决策系统根据不同的用户角色制订所属的不同功能。

系统主要涉及政府工作人员（管理员）、专家组成员和专家组组长三个角色。健康影响评价辅助决策系统的工作流程设计如图2-4所示。

实际操作时，管理员需要先创建一个新的项目。在创建新项目的时候，需要先选择专家组成员和专家组组长，然后上传相关的项目政策文件，此时便可以发布项目。与此同时，该项目专家组成员和组长在其操作界面中可以看到新发布的项目，专家组成员需要根据项目政策文件的内容作出对应的评估，并提交评估结果。专家组组长除了评估政策文件以外，还需要针对专家组成员提交的评估内容做最后的项目评价、汇总工作，并给出最后的项目评估总结结果。至此，项目的评估工作结束。管理员可以看到整个项目的进程，包

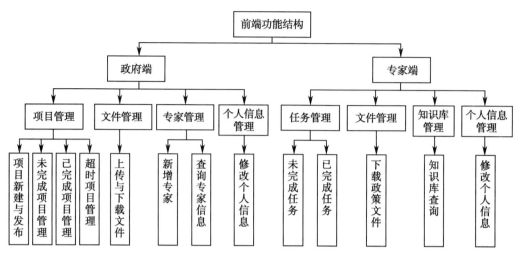

图2-3 健康影响评价辅助决策系统功能层次图

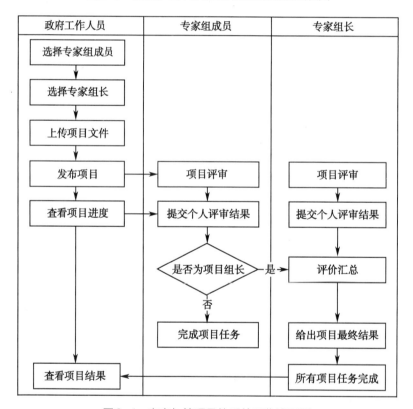

图2-4 专家与管理员的系统工作流程图

括任何一位专家的评估内容和项目汇总评估。

(三)系统数据库设计

1. 前端数据库设计

系统的前端数据库设计是针对前端开发需要，该数据库的主要功能是为了方便前端的各个页面跳转保留用户信息从而更有效地传递页面信息。

此处的数据库主要用来对前端的各类全局属性的数据进行存储、修改等操作，确保各个组件对该数据更好、更方便地使用，相当于一个微型前端数据库。在该数据库中，不仅存储着重要的用户信息，还保留着一些关于业务的信息，使得专家以及管理员在前端页面的操作中能够更加流畅，是程序也更具备数据的有效性。

2. 系统数据库设计

根据系统的需求分析以及各项功能的设计，将一个个系统中的实体抽象出来，包括用户实体、项目实体、任务实体、文件实体、批注实体、快速评价表实体、评价汇总实体、健康影响大类方向实体、健康影响小类方向实体和关键词实体等。如图2-5所示。

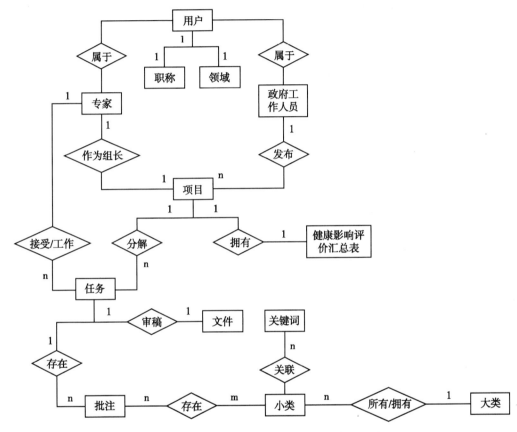

图2-5 系统数据库实体关系联系图（ER图）

四、健康影响评价信息化的效果和亮点

系统投入运营以来，公共政策健康影响评价成效初显，平均单个政策完成评价时间为2.5天，较非系统评价缩短1天时间，政策建议平均采纳率达85%以上，较非系统评价提升10个百分点。平台化管理、智能化辅助和可视化操作的目标功能基本实现。但由于系统持续处于完善调试过程中，杭州市健康杭州建设领导小组办公室（市健康办）对市直部门提交政策采取选择性系统评价，且未向区县（市）全面开放，截至2022年年底，系统累计完成市级公共政策健康影响评价13个。

（一）平台化管理

所谓的平台化管理就是管理员可以在健康影响评价辅助决策系统上管理相关的项目。管理员可以在平台上发布需要评估的项目，然后选择该项目需要的专家构成一个项目专家组。发布之后相应的专家便可以收到对应的未完成任务的显示。此外管理员还可以看到整个项目的进度情况，在管理员的操作界面上，通过点击选择"未完成项目"选项，便可以展示所有"未完成项目"清单和项目完成进度，点击对应项目"查看"选项，则可详细查看项目各环节完成具体情况，如图2-6所示。

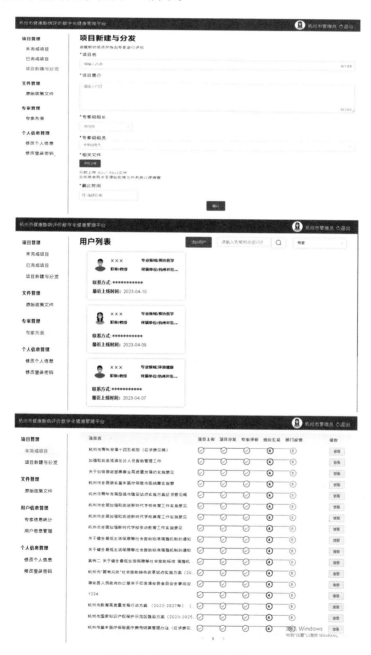

图2-6　管理员项目管理界面

在未完成项目中，不仅可以直观地看到不同项目的完成情况，还可以看到项目的进展情况。在项目展示界面中，每个项目卡片的左上角都有一个圆环的标志，圆环表示整个项目的评估进度情况。卡片中央则展示了组员的各自评估进度。评估完成后，头像的右上角会出现已完成的符号。此外，管理员还可以通过点击"查看"按钮查看更加详细的项目信息。

由于可能存在项目组成员需要变动的情况，为了提高项目的灵活性，重新进行专家的分配工作，该系统还可以对进行中的项目和超时的项目进行专家的替换、删除和新增功能。

"平台化管理"缩短了评价前的准备时间，提高了管理员的工作效率，为专家评价环节提供了更多时间。与此同时，管理员对评价进度的动态掌握，很大程度上为评价工作的顺利完成提供了监督和保障。

（二）智能化辅助

智能化辅助主要是针对专家的审稿环节，即在健康影响评价过程中准确识别一些常见的健康影响因素的关键词，这将有助于专家快速定位可能存在较大健康影响的政策原文段落。为了实现这一功能，本系统使用了创新性地提出的采用自注意力机制的 Bi-GRU-CRF 深度学习模型。

该模型可以自动识别文件中可能潜在的健康影响关键词。在系统应用中，首先是对政策原文进行扫描，识别其中所有的健康影响关键词，然后勾选操作界面中"自动标注"选项，原文中的健康影响关键词就会被高亮显示。当把鼠标移动到关键词上面的时候，将会出现用于显示他所属子类及其潜在的健康影响窗口。

健康影响评价专家可在系统智能化辅助功能的提示下，快速掌握政策文件中潜在的、关键的健康影响因素，初步了解政策文件的大致内容。"智能化辅助"既提高了专家审稿评价的效率，又兼顾了评价的严谨性和科学性。

（三）可视化操作

在可视化方面，除了上述讲到的项目进度可视化之外，本系统还可以在智能化辅助功能过程实现可视化。具体来说，在专家的评估界面中，通过点击"卡片模式"可以将增加的批注进行展示，如图2-7所示。

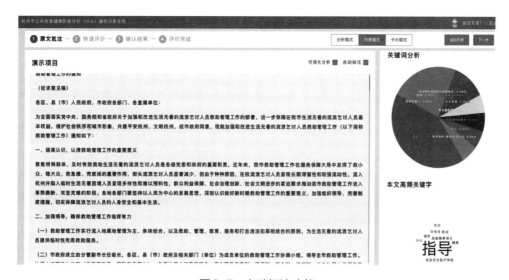

图2-7　自动标注功能

65

系统会根据文件情况进行提示是否可以进行自动标注健康影响因素。如果可以，专家可以通过勾选"自动标注"和"可视化分析"选项可视化分析健康影响因素。如图1-9所示，通过勾选"自动标注"和"可视化分析"选项，在审稿页面的右边可以看到对于影响因素关键词比例与影响因素高频关键词词云。其中对于"关键词分析"模块，不同的关键词使用不同的颜色标注出，若关键词在政策文件中出现的次数较多，那么在饼图中所占的比例也就越大。同样地，在"高频关键词"模块中，关键词通过词云的形式来展示。与"关键词分析"模块类似，不同的关键词用不同的颜色来表示，出现的次数越多，对应的关键词的尺寸也就越大。

此外，为了详细地解释自动标注下的关键词影响因素，专家可以通过点击"分析模式"，看到不同关键词在文档中的情况，包含健康影响因素关键词所属类别、关键词出现次数、关键词所占比例和不同关键词所带来潜在健康影响等内容。在该模式下，专家可以根据可视化内容，清晰地给出当前文件的建议。

"系统可视化"模式，通过简单的视图直观呈现了复杂文件的关键信息，实现了关键信息的快速传递，为专家给出明确的评价意见提供了有效参考。

五、信息化开发和运用过程的挑战和未来展望

（一）面临的问题

当前，健康影响评价信息化建设还只是起步探索阶段，距离实现理想状态的智能化普及应用还面临诸多挑战。

首先，不同的项目，需要根据项目规模、受影响人群、影响程度和当地环境等因素进行筛选，以确保资源得到最有效的分配。因此针对不同项目，在系统设计上要根据其对健康影响程度的不同进行评价分级，并规定其适用范围。但是，健康影响因素具有多元性和复杂性，在短期内完成健康影响评价数据库收集和甄别还存在巨大挑战。

其次，在智能化使用方面，系统实现了在线标注、关键词定位和自动检索文献等功能，但在实现"智能化辅助专家决策"功能上还需要做进一步的资料积累，并增强了设计的灵活性和交互性，如根据大数据统计的数据自动给出相关的建议，帮助专家提供相关的建议方向。

（二）展望

以信息技术和计算机技术为支撑的大数据和人工智能发展，为健康影响评价提出了新的思路和方法。环境保护与卫生健康是大数据应用的重要领域，在新型冠状病毒感染的治疗和管理中，大数据也发挥了巨大的作用，证明了通过大数据对健康进行管理的可行性和有效性。另外人工智能技术的不断发展与完善也为健康影响评价带来了新的方向，如自动化推荐相关文献、从语义层面上挖掘潜在的健康影响相关关键字等应用方向。把握大数据和人工智能的浪潮，通过海量数据辅助健康影响评价的机制研究，可以奠定健康影响评价的基础，从而推动健康影响评价信息化的实施。

（撰写　王建勋；审核　孙　桐　张　萌）

专家点评

杭州市是我国开展健康影响评价最早的城市之一，经过几年来的探索和实践，2018年立足大数据、互联网、人工智能等新一代的信息技术，开发了杭州市公共政策健康影响评价辅助决策系统，实现了"平台化管理、智能化辅助、可视化操作"，有效地解决了健康影响评价工作的时效性和科学性。

该辅助决策系统为健康影响评价管理者和评审专家以及相关人员提供了实现健康影响评价的关键因素、标准评价流程、评价建议等相应的软件系统，包括政策发布、自动审核、文本自动识别、自动导入潜在健康影响因素和自动生成健康影响评价报告以及综合分析等功能；尤其是在系统数据库设计上，将整个系统的若干实体抽象出来，例如用户、项目、任务、文件、批注、快速评估表、评价汇总、健康影响大类方向、健康影响小类方向以及关键词等，较全面提升了健康影响评价工作的质量。

该案例为开展健康影响评价工作提供了科学高效的信息化指导，助力健康影响评价工作的经验值得国家有关部门大力推广和相关城市借鉴。建议进一步完善对公共政策实施后的跟踪、监测以及内容的评估。

（点评 徐 勇 李星明**）**

《重庆市巴南区高标准农田建设规划（2021—2030年）》的健康影响评价

摘要 为加快推进巴南区高标准农田建设规划，持续推进高标准农田建设，区农业农村委编制了《重庆市巴南区高标准农田建设规划（2021—2030年）》（简称《规划》），纳入了区政府重大行政决策事项，拟以区政府名义发布实施，按照《巴南区健康影响评价评估制度建设实施方案（试行）》要求，在提请区政府常务会议审议前，应提交巴南区健康促进委员会办公室（简称"区健康促进办"）开展健康影响评价，区农业农村委在《规划》面向部门和社会公开征求意见时，同步提交了健康影响评价备案登记，区健康办进行了受理，并根据《规划》涉及政策领域，从专家库中抽取卫生健康、生态环境、水利、林业、道路交通等领域专家6人组成专家组，同时邀请政策拟订单位和1名公众代表共同参与。经筛查，该《规划》涉及健康决定因素包括交通安全、食品生产、加工和运输、土壤质量、水质量、废物处理、噪声、病媒生物等，可能对相关人群健康造成影响。专家从建设标准、土壤改良、灌溉排水、管护利用、社会监督等方面提出意见建议11条，政策拟定部门全部采纳建议，从政策制订源头降低了该政策不利于公众健康的因素，改良了土壤酸化、减少了农药污染、降低了传染病发生等，促进了17.8万农户健康水平提升。

一、背景

按照《国务院关于全国高标准农田建设规划（2021—2030年）的批复》《农业农村部办公厅关于加快构建高标准农田建设规划体系的通知》《重庆市人民政府办公厅关于切实加强高标准农田建设提升粮食安全保障能力的意见》《重庆市人民政府关于重庆市高标准农田建设规划（2021—2030年）的批复》等文件规定及要求，为加快推进巴南区高标准农田建设规划，持续推进高标准农田建设，区农业农村委编制了《重庆市巴南区高标准农田建设规划（2021—2030年）》，拟以区政府名义发布实施，纳入了区政府重大行政决策事项。按照《重庆市巴南区人民政府办公室关于印发巴南区健康影响评价评估制度建设实施方案（试行）的通知》（巴南府办发〔2022〕11号）及《重庆市巴南区人民政府关于印发重大行政决策实施办法（试行）的通知》（巴南府发〔2022〕16号）要求，区农业农村委向区健康促进办提交了《规划》健康影响评价备案登记，由区健康促进办组织专家进行健康影响评价。

二、实施过程

（一）递交登记

区农业农村委按要求在《规划》面向部门和社会公开征求意见时，同步向区健康促进办提交了健康影响评价备案登记，并提供了起草《规划》涉及相关资料清单7项（表2-2）。区健康办受理登记。

▼ 表2-2 公共政策健康影响评价备案登记表

起草（提交）部门	重庆市巴南区农业农村委员会	提交人		（签字）	电话
受理/备案部门	重庆市巴南区健康促进委员会办公室	受理/备案人		（签字）	电话
受理/备案日期	2022年6月27日	评价完成时限			2022年7月30日前
政策/项目名称	重庆市巴南高标准农田建设规划（2021—2030年）				
对应健康问题	食品供应、健康环境				
是否做过其他有关评价（√）及内容	是否做过　　　　是☑　　　否☐				
	评价内容：市土地整治中心组织相关专家对《高标准农田建设规划（2021—2030年）》进行了技术审查				
部门初筛结果	无				
提交相关资料清单	序号	文件名称		份数	备注
	1	《重庆市巴南区高标准农田建设规划（2021—2030年）》文本		1	
	2	《重庆市巴南区高标准农田建设规划（2021—2030年）》编制说明		1	
	3	《重庆市巴南区高标准农田建设规划（2021—2030年）》的起草说明		1	
	4	重庆市农村土地整治中心关于《重庆市巴南区高标准农田建设规划（2021—2030年）》评审情况的报告		1	
	5	重庆市农业农村委员会办公室关于南岸区等9个区县高标准农田建设规划审查意见的通知		1	
	6	重庆市农业农村委员会关于印发重庆市高标准农田建设规划（2021—2030年）的通知（渝农发〔2022〕49号）		1	
	7	中华人民共和国国家标准《高标准农田建设　通则》		1	
备案说明	提交方对提交的相关资料的真实性负责				

（二）组建专家组

根据《规划》涉及政策领域，区健康促进办从区健康影响评价专家库中，选取卫生健康、生态环境、水利、林业、道路交通等领域6名专家组成专家组，同时邀请起草部门全程参与，回答专家提问。在筛选阶段和意见反馈环节邀请受影响人群代表1名参与。专家组以小组会议推荐方式产生组长，并实行组长负责制，由组长按健康影响评价路径统筹安排完成评价工作。

（三）筛选和分析评估

为提高工作效率和确保工作效果，区健康促进办提前将《规划》、编制说明及相关资料传送到每位专家，供其提前研阅，并要求专家对照《健康决定因素清单》及《公共政策健康影响评价筛选清单》（表2-3），对是否对《规划》实施健康影响评价形成个人意见，同时完成初步分析评估工作。必要时，专家可进行文献检索获取相关参考文献和政策文件。

组织专家组会议完成筛选和集中分析评估。在听取区农业农村委介绍政策起草情况、观看相关影像资料和对公众代表的访谈后，各专家基于前期个人意见和公众代表一起共同讨论，并投票确定需要对《规划》进行健康影响评价。专家组认为在农田改造和使用过程中，将会产生土壤酸化、农药污染、绿化植被破坏、施工机械噪声、虫媒传染病等现象，有必要从发展形势、建设标准和建设内容、建设监管和后期管护三方面，针对交通安全、食品生产、加工和运输、土壤质量、水质量、废物处理、噪声、病媒生物等健康决定因素进行分析评估。具体筛选意见参见表2-4。

继筛选之后，专家组成员基于各自在前期对《规划》的研阅分析和文献资料查询所形成的个人意见，再次参考《健康决定因素清单》，逐条梳理政策条款，对《规划》实施后可能对人群健康产生的影响，逐一讨论举证，提出修改建议，形成《公共政策健康影响评价分析评估表》（专家组意见）（表2-5）。本次分析评估阶段，专家组个人意见共30条（本文略），经集体讨论分析和汇总、并听取公众代表的意见和建议后，针对《规划》中9个方面的问题形成专家组意见11条。

在筛选和分析评估阶段使用的方法包括：

1. 参阅现有资料

整理国家、市级、区级涉及高标准农田建设相关资料，观看在建和已建成的高标准农田现场图片及视频，分析《规划》可能影响人群健康的因素。

2. 文献研究

通过文献检索，对《规划》中潜在健康影响因素是否造成相关人群健康危害及影响程度开展论证，并就提出的政策优化建议开展举证。

3. 知情人访谈

访谈已建成高标准农田涉及的利益相关群众代表，了解农田建设和使用情况，从而获取群众健康相关诉求，譬如知情人反映"农田改造都是机械化作业，翻出来的都是些生土和乱石，如何种庄稼，几年后又长茅草，农民意见较大"。

4. 专家组讨论协商

专家组综合分析讨论个人修改意见，并与政策起草单位人员共同探讨《规划》政策条款不利于人群健康的因素及政策条款修改建议，确保修改建议的可行。

5. 知情人反馈收集

专家组在完成讨论协商后，将形成的意见向选定的公众代表进行反馈，并根据其反馈意见进行完善。

▼ 表2-3　公共政策健康影响评价筛选清单

问题	回答		
	是	不知道	否
1.该政策是否可能对健康产生消极影响	（4/7）	（2/7）	（1/7）
2.该政策是否可能对健康产生积极影响	（6/7）	（1/7）	（　/　）
3.潜在的消极或积极健康影响是否会波及很多人（包括目前和将来）	（7/7）	（　/　）	（　/　）
4.潜在消极健康影响是否会造成死亡、伤残或入院风险	（1/7）	（2/7）	（4/7）
5.对于残疾人群、流动人口、贫困人口等弱势群体而言，潜在的消极健康影响是否会对其造成更为严重的后果	（　/　）	（2/7）	（5/7）
6.该政策对经济社会发展有较大影响	（7/7）	（　/　）	（　/　）
7.该政策对公众的利益有较大影响	（6/7）	（1/7）	（　/　）
8.该政策是否会成为公众或社会关注的焦点	（6/7）	（1/7）	（　/　）
是否进行健康影响评价　　　　是☑（6/7）　　否□			

注：由专家6名、公众代表1名参与筛选过程。

▼ 表2-4　公共政策健康影响评价筛选意见汇总表

起草部门	重庆市巴南区农业农村委员会
政策名称	重庆市巴南区高标准农田建设规划（2021—2030年）
筛选日期	2021年7月21日
筛选方法	文献查询、小组会议
评价专家组筛选结果：	高质量推进巴南区高标准农田建设，能扎实推动"藏粮于地、藏粮于技"和乡村振兴战略，对农村经济社会发展和公众利益具有一定的促进作用，将成为社会关注的焦点，但在完善农田基础设施的同时，应减少农村环境污染与水土流失，考虑健康环境、健康政策和公共服务的可及性、公平性，保证食品安全，实现农民增收、农业增效，让好事更好。 　　建议针对交通安全、食品生产、加工和运输、土壤质量、水质量、废物处理、噪声、病媒生物等健康决定因素进行分析评估。

专家组组长审定意见：

同意开展健康影响评价。

　　　　　　　　　　　　　　　　　　　　　签字：　　　　　　　日期：2022年7月21日

参与评价专家及成员签字：

　　　　　　　　　　　　　　　　　　　　　　　　　　　　　　日期：2022年7月21日

投票结果统计				
参与人数	投票结果			结论：是否开展健康影响评价
	同意	反对	弃权	
7	6	1	0	是☑　　　　　　否□

▼ 表2-5 公共政策健康影响评价分析评估表（专家组意见）

政策条款	对应的健康决定因素	潜在的健康影响		提出的政策修改建议（理由）
		积极/消极	影响的描述	
第一章 发展形势中，（四）农业基础设施 2.道路基础设施	环境因素：交通安全	消极影响	交通设施是高标准农田后续运行的重要保障；交通设施安全直接影响作业人员的生产安全，将直接影响公众健康。规划对交通基础设施情况掌握不清，对建设规划布局缺乏有效指导性	建议进一步调查、核实全区公路网基础数据，充实建设规划编制基础，并注重与"十四五"综合交通规划的有效衔接
第三章 建设标准和建设内容，一、建设标准	环境因素：食品生产、加工和运输	消极影响	在提高产量的同时，过度使用农药或其他增产肥料等，可能导致农产品（粮食、蔬菜）农药残留超标，将对食用人群的身体健康和生命安全造成严重影响，必须引起高度重视	增加"实现高标准农田作物产量、质量双提高"的表述
第三章 建设标准和建设内容，二、建设内容（二）土壤改良	环境因素：土壤质量、生物多样性	消极影响	土壤改良方法可分为物理疗法、化学法和生物法、原文工程法表达错误。同时，由于土壤中可能存在农药残留等有害物质状况，适宜的土壤治理改良方法，有助于土壤保护和土壤有害成分的去除，防止土壤退化，有利于维护农产品质量安全和产量提高	建议增加"因地制宜采取不同方式改良土壤"和"建立维持高标准农田地力稳定和提升长效机制，遏制土壤退化"的表述
第三章 建设标准和建设内容，二、建设内容（三）灌溉和排水	环境因素：水质量、人身安全、食品生产、加工和运输	消极影响	1.配套的小型水源工程，可能会拦截地表径流，造成水资源分配不均 2.规划中同灌溉工程、输配水渠道、排水沟道的增加，会相应增加儿童等群体人身安全事件的发生 3.生活污水将可能对农产品造成污染，影响食用人群身体健康	建议增加"工程管护等安全设施""优化节水配置改造工程，提高水资源的利用率和利用效率""对人群集中居住地进行生活污水分流，并进行预处理后引入高标准农田排灌系统，确保灌溉用水清洁卫生"的表述

续表

政策条款	对应的健康决定因素	潜在的健康影响		提出的政策修改建议（理由）
		积极/消极	影响的描述	
第三章　建设标准和建设内容中，二、建设内容（五）农田防护和生态环境保护	环境因素：水质量、土壤质量、生物多样性	消极影响	高标准农田实施，将对原生态植被造成破坏，田边地角树木减少，负面影响空气负离子浓度，将可能对区域内居住人群尤其是田间劳作的人群造成健康损害	建议增加"农田防护与生态环境保护工程应全面规划、合理布局，通过水土流失面源污染防治、和改善农田生态环境，田间林网建设，保持提升碳汇能力，增强农田生态服务功能"和"在规划区域结合农田防护工作合理开展植树造林、对房前屋后、耕作道、池塘、沟渠边及部分需要采取植物措施的田埂开展四旁植树"的表述
第三章　建设标准和建设内容中，二、建设内容（七）科技服务	环境因素：食品生产、加工和运输	消极影响	农产品农药残留将对食用人群身体健康和生命安全造成重大影响。在农业科技应用中，建议更多推进物理、生物防治病虫害等的应用，避免过度使用化学防治措施，对生态环境和人群健康造成短期和长期影响	建议增加"布设杀虫灯等病虫害物理防治设施，研究开展物理、生物防治措施。积极开展物理、生物防治相结合的综合防治措施，化学防治相结合的综合防治措施"的表述
第三章　建设标准和建设内容中，二、建设内容（八）管护利用	环境因素：病媒生物	消极影响	高标准农田规模化可能造成一些病媒生物孳生，不排除由病媒生物引起的人类传染病	后期管护中应加强病媒生物防制管理，按要求开展监测，同时加强病媒传染病监测
第五章　建设监管和后期管护中，一、强化质量管理	环境因素：空气质量、水质量、噪声、废物处理、生物多样性；就业：职业防护和健康管理	消极影响	施工过程废水、废气、废渣及噪声可能对周围居民及施工人员造成影响	1. 施工期实施全过程监管，防止施工过程中产生的水体、土壤污染及噪声扰民。制止任何形式的生态破坏行为，防止该项目的生态结构功能发生变化进而影响生态系统的稳定性 2. 加强施工人员卫生医疗保障

续表

政策条款	对应的健康决定因素	潜在的健康影响		提出的政策修改建议（理由）
		积极/消极	影响的描述	
第五章 建设监管和后期管护中，一、强化质量管理（三）加强社会监督	家庭和社区：文化风俗、传统习俗就业：收入和福利	消极影响	1.高标准农田建设政策的执行，可能会因为群众的不理解而产生土地权属问题和纠纷，影响群众的心理健康2.高标准农田的建设、可能会造成一部分人的土地被征用修建道路等设施，影响相关群众收入，进而影响其健康或对卫生服务的利用	1.建立完善的公众参与机制。加强宣传，引导群众参与项目建设。广泛征求村民意见，充分尊重农民意愿2.在规划中增加推行以工代赈方式的表述

（四）报告建议

专家组在完成《规划》的分析评估后，根据专家组意见形成《公共政策健康影响评价意见反馈及备案表》（表2-6）及评价报告。

▼ 表2-6　公共政策健康影响评价意见反馈及备案表

政策名称	重庆市巴南区高标准农田建设规划（2021—2030年）		
政策起草部门	重庆市巴南区农业农村委员会		
报送备案部门	重庆市巴南区健康促进委员会办公室		
健康影响评价意见汇总			
序号	原政策条款	可能存在的问题	修改建议
1	第一章　发展形势 一、基本情况 （四）农业基础设施 2.道路基础设施	对交通基础设施情况掌握不清，对建设规划布局缺乏有效指导性，影响道路运行安全水平，影响群众出行和生产、生活安全	进一步调查、核实全区公路路网基础数据，充实建设规划编制基础；注重与"十四五"巴南区综合交通运输规划的有效衔接
2	第三章　建设标准和建设内容 一、建设标准	农产品（粮食、蔬菜）农药残留超标，将对食用人群的身体健康和生命安全造成严重影响，必须引起高度重视	增加"实现高标准农田作物产量、质量双提高"的表述
3	第三章　建设标准和建设内容 二、建设内容 （二）土壤改良	由于土壤中可能存在农药残留等有害物质或土壤存在沙化、板结等情况，适宜的土壤治理改良方法，有助于土壤保护和土壤有害成分的去除，防止土壤退化，有利于维护农产品质量安全和产量提高	增加"因地制宜采取不同方式改良土壤"和"建立维持高标准农田地力稳定和提升长效机制，遏制土壤退化"的表述
4	第三章　建设标准和建设内容 二、建设内容 （三）灌溉和排水	1.配套的小型水源工程，可能会拦截地表径流，造成水资源分配不均 2.规划田间灌溉工程，输配水渠道、排水沟道的增加，会相应增加儿童等群体人身安全事件的发生 3.生活污水将可能对农产品造成污染，影响食用人群身体健康	增加"工程管护等安全设施""优化节水配套改造工程，提高水资源的利用率和利用效率""对人群集中居住地进行生活污水分流，并进行预处理后引入高标准农田排灌系统，确保灌溉用水清洁卫生"的表述
5	第三章　建设标准和建设内容 二、建设内容 （五）农田防护和生态环境保护	高标准农田实施，将对原生态植被造成破坏，田边地角树木减少，负面影响空气负离子浓度，将可能对区域内居住人群尤其是田间劳作的人群造成健康损害	增加"农田防护与生态环境保护工程应全面规划、合理布局，通过农业面源污染防治、水土流失治理、田间林网建设等，保持和改善农田生态环境，提高农田生态安全，提升碳汇能力，增强生态服务功能"和"在规划区域结合农田防护工作合理开展植树造林，对房前屋后、耕作道、池塘、沟渠边及部分需要采取植物措施的田埂开展四旁植树"的表述
6	第三章　建设标准和建设内容 二、建设内容 （七）科技服务	食用农产品农药残留将对食用人群身体健康和生命安全造成重大影响。在农业科技应用中，避免过度使用化学防治措施，对生态环境和人群健康造成短期和长期影响	增加"布设杀虫灯等病虫害物理防制设施，研究生物防制措施。积极开展物理、生物、化学防制相结合的综合防制措施"的表述

序号	原政策条款	可能存在的问题	修改建议
7	第三章 建设标准和建设内容 二、建设内容 （八）管护利用	高标准农田规模化可能造成一些病媒生物孳生，不排除由病媒生物引起的人类传染病	后期管护中应加强病媒生物管理，按要求开展监测，同时加强传染病监测
8	第五章 建设监管和后期管护 一、强化质量管理	施工过程废水、废气、废渣及噪声可能对周围居民及施工人员造成影响	1.施工期实施全过程监管，防止施工过程中产生的水体、土壤污染及噪声扰民。制止任何形式的生态破坏行为，防止该项目的生态结构功能发生变化进而影响生态系统的稳定性 2.加强施工人员卫生医疗保障
9	第五章 建设监管和后期管护 一、强化质量管理 （三）加强社会监督	1.高标准农田政策的执行，可能会因为群众的不理解而产生土地权属问题和纠纷，影响参与群众的心理健康 2.高标准农田的建设，可能会造成一部分人的土地被征用修建道路等设施，影响相关群众收入，进而影响其健康或对卫生服务的利用	1.建立完善的公众参与机制。加强宣传，引导群众参与项目建设。广泛征求村民意见，充分尊重农民意愿 2.在规划中增加推行以工代赈方式的表述
专家组组长：（签字） 参与专家：（签字）			提交日期：2022年7月22日
备案人（签字）：			备案日期：2022年7月22日

（五）评价结果提交备案

专家组在完成评价工作后，由组长将每位专家签字确认的《公共政策健康影响评价意见反馈及备案表》一式四份，连同报告提交至区健康促进办，由区健康促进办备案签字并加盖单位公章后，送达健康促进委员会、区农业农村委及区政府办公室，供最终决策使用。

（六）评价结果使用

区农业农村委收到《公共政策健康影响评价意见反馈及备案表》及评价报告后，逐条分析修改相关内容，形成《公共政策健康影响评价结果采纳情况反馈表》（表2-7），连同修订后的《规划》书面反馈区健康促进办，以提请专家组审核确认。

在获得专家组审核同意后，区农业农村委向区政府递交附有《公共政策健康影响评价意见反馈及备案表》及《公共政策健康影响评价结果采纳情况反馈表》的汇报材料。区政府办公室对汇报材料附件是否齐备进行审核把关，要件齐备后提请区政府常务会审议。

▼ 表2-7　公共政策健康影响评价结果采纳情况反馈表

政策名称	重庆市巴南区高标准农田建设规划（2021—2030年）				
政策类别/用途	区政府发布				
政策起草部门	重庆市巴南区农业农村委员会				
报送备案部门	重庆市巴南区健康促进委员会办公室				

序号	原政策条款	健康影响评价意见采纳情况		采纳使用情况	
		可能存在的问题	修改建议	采纳	不采纳（理由）
1	第一章　发展形势 一、基本情况 （四）农业基础设施 2.道路基础设施	对交通基础设施情况掌握不清，对建设规划布局缺乏有效指导性，影响道路运行安全水平，影响群众出行和生产安全	进一步调查、核实各区公路网基础数据，充实建设规划编制基础；注重与"十四五"巴南区综合交通运输规划的有效衔接	已修改为"截至2021年底，巴南区公路里程已达4690.276公里，其中高速公路208公里，国道122.896公里，省道235.38公里，县道238.3公里，乡道310.2公里，村道3575.5公里，实现了农村公路通畅率、通村通达率的'双百'目标"	
2	第三章　建设标准和建设内容 一、建设标准	农产品（粮食、蔬菜）农药残留超标，将对食用人群的身体健康和生命安全造成严重影响，必须引起高度重视	增加"实现高标准农田作物产量、质量双提高"的表述	增加"实现高标准农田作物产量、质量双提高"	
3	第三章　建设标准和建设内容 二、建设内容 （二）土壤改良	由于土壤中可能存在农药残留等有害物质或土壤存在沙化、板结等情况，适宜的土壤治理改良方法，有助于土壤保护和土壤有害成分的去除，防止土壤退化，有利于维护农产品质量安全和产量提高	增加"因地制宜采取不同方式改良土壤"和"建立维持高标准农田地力稳定和提升长效机制，遏制土壤退化"的表述	已修改为"我区土壤酸化的主要措施为施用土壤调理剂"等措施，在土壤酸化较严重的水稻、蔬菜等作物种植区通过示范推广"钙镁磷肥/土壤调理剂＋配方肥＋秸秆还田／有机肥"等改良技术模式，到2025年示范区酸化土壤pH值平均增加0.5个单位"	

续表

序号	原政策条款	可能存在的问题	修改建议	采纳使用情况	
				采纳	不采纳（理由）
4	第三章 建设标准和建设内容 二、建设内容 （三）灌溉和排水	1.配套的小型水源工程，可能会拦截地表径流，造成水资源分配不均 2.规划田间灌溉工程，输配水渠道、排水沟道等的增加，会相应增加儿童等群体人身安全事件的发生 3.生活污水将可能对农产品造成污染，影响食用人群身体健康	增加"工程管护等安全设施""优化节水配套改造工程，提高水资源的利用率和利用效率""对人群集中居住地进行生活污水分流，并进行预处理后引入高标准农田排灌系统，确保灌溉用水清洁卫生"的表述	已明确了配套高效节水灌溉工程。区农业农村委在编制各年度项目初步设计方案和施工图设计时，对畦沟、岔路沟、岙池等可能存在安全隐患的工程设施均要求设置安全警示标志。生活污水不允许进入农田排灌系统	
5	第三章 建设标准和建设内容 二、建设内容 （五）农田防护和生态环境保护	高标准农田实施，将对原生态植被造成破坏，田边地角树木减少，负面影响空气负离子浓度，将可能对区域内居住人群尤其是对田间劳作人群造成健康损害	增加"农田防护与生态环境保护工程应全面规划、合理布局，通过农业面源污染治、水土流失治理、田间林网建设等，保持和改善农田生态环境，提高农田生态安全，提升碳汇能力，增强生态服务功能"和"在规划区域结合农田防护工作合理开展植树造林，对房前屋后、耕作道、池塘、沟渠边的田埂分需要采取植物措施，开展四旁植树"的表述	增加了"通过农业面源污染治理、水土流失治理、田间林网建设等，保持和改善农田生态环境，提高农田生态安全、提升生态服务功能，增强农田土壤碳汇能力。高标准耕地是改善设施生产条件，提高耕地的综合生产能力，为遏制耕地'非粮化'、防止耕地'非农化'，高标准农田原则上全部用于粮食生产，因此不宜在高标准农田建设区域内开展植树造林等	
6	第三章 建设标准和建设内容 二、建设内容 （七）科技服务	食用农产品农药残留将对食用人群身体健康和生命安全造成重大影响。在农业科技应用中，避免过度使用化学防治措施，对生态环境和人群健康造成短期和长期影响	增加"布设杀虫灯等病虫害物理防制设施，研究生物防制措施，积极开展物理、生物、化学防治相结合的综合防治措施"的表述	增加了"布设杀虫灯等病虫害综合防治等农业科技应用，积极开展物理、生物、化学防治相结合的综合防治措施，科学合理利用高标准农田"	

续表

序号	原政策条款	可能存在的问题	修改建议	采纳使用情况	
				采纳	不采纳（理由）
7	第三章　建设标准和建设内容 二、建设内容 （八）管护利用	高标准农田规模化可能造成一些病媒生物孳生，不排除由病媒生物引起的人类传染病	后期管护中应加强病媒生物管理，按要求开展监测，同时加强传染病监测	增加了"对建成的高标准农田，要加强病媒生物管理，按要求开展监测，同时加强传染病监测"	
8	第五章　建设监管和后期管护 一、强化质量管理	施工过程废水、废气、废渣及噪声可能对周围居民及施工人员造成影响	1. 施工期实施全过程监管，防止施工过程中产生的水体、土壤污染等扰民。制止任何形式的生态破坏行为，防止该项目的生态结构功能发生变化进而影响生态系统的稳定性 2. 加强施工人员卫生医疗保障	区农业农村委在编制各年度项目初步设计方案和施工图设计时，均进行了风险评估，对施工过程中可能产生的废水、废气、废渣及噪声进行了分析，并采取必要的防护措施	
9	第五章　建设监管和后期管护 一、强化质量管理 （三）加强社会监督	1. 高标准农田政策的执行，可能会因为土地权属问题和理解不同而产生群众的不理解纠纷，影响参与群众的心理健康 2. 高标准农田的建设，可能会造成一部分人的土地被征用修建道路等设施，影响相关群众收入，进而影响其健康或对卫生服务的利用	1. 建立完善的公众参与机制。加强宣传，引导群众参与项目建设。广泛征求农民意见，充分尊重农民意见 2. 在规划中增加推行以工代赈方式的表述	一是增加了"加强宣传，引导群众参与项目申报、建设和后期土地利用"；且在"第八章考核保障五、严格监督考核（二）动员群众参与"中已有"构建群众参与机制，积极引导农村集体经济组织、农民、社会组织等各方面广泛参与高标准农田建设工作，形成共同监督、共同参与的良好氛围。注重发挥农民群众的主体作用，激发农民及新型农业经营主体等生产经营者参与高标准农田项目规划、建设和管护等方面的积极性，主动参与等群众参与方面的描述。二是增加"因地制宜推广以工代赈方式"	

政策起草部门联系人：（签字）

政策起草部门（签字）：　　　　　　　　　　　　　电话：

备案人（签字）：

政策起草部门（签章）：　　　　　　　　　　　　　提交日期：2022 年 8 月 1 日

备案部门（签章）：　　　　　　　　　　　　　　　备案日期：2022 年 8 月 1 日

（七）监测评估

针对《规划》的监测评估包括三个方面的内容：

1. 对健康影响评价过程结果自身的评估

本次采取逐条研读、询问、讨论、举证等方式，对《规划》进行健康影响评价，并邀请起草单位与公众代表共同参与，最大限度地保障了评价过程的科学、公开，评价结果的客观、可靠。

2. 对评价结果采纳情况的评估

本次专家组就《规划》提出意见建议11条，《规划》起草单位（区农业农村委）采纳全部修改建议，对政策条款进行了修改完善。《规划》最终顺利通过区政府常务会、区委常委会审议，即将正式出台实施（修订前后对照参见三、附件：《规划》修订对照）。

3. 对《规划》实施效果的评估

《规划》起草单位和区健康促进办将进一步通过现场查看、群众访谈等形式，收集政策实施过程中的相关信息和数据，了解健康决定因素及人群健康状况的发展变化，收集相关群众的健康诉求，落实对《规划》实施后的健康监测。

三、附件：《规划》修订对照

1.原文　第一章　发展形势

一、基本情况（四）农业基础设施 2.道路基础设施中"境内高速公路通车里程达178公里……普通干线公路323公里，其中三级以上干线公路里程占干线公路（国省县）总里程比72%，域内干线公路等级大幅提升。农村公路建设1431公里，实现了贫困村主要道路硬化率100%，1860个30户（100人）以上的村民小组通硬化路，村民小组通畅率达99.8%，有效改善农村地区交通通畅率。"

修改意见：进一步调查、核实全区公路路网基础数据，充实建设规划编制基础；注重与"十四五"巴南区综合交通运输规划的有效衔接。

修改后：2.道路基础设施

截至2021年底，巴南区公路里程已达4690.276公里，其中高速公路208公里、国道122.896公里、省道235.38公里、县道238.3公里、乡道310.2公里、村道3575.5公里，实现了农村公路通镇通畅率、通村通达率的"双百"目标。

2.原文　第三章　建设标准和建设内容

一、建设标准中"在加强农田基础设施建设的同时，同步开展耕地质量建设、同步完善田间监测体系、同步实施农技农机推广，确保耕地综合生产能力和增产能力持续提升，使高产田持续稳产高产、中低产田生产能力大幅提高。"

修改意见：增加"实现高标准农田作物产量、质量双提高"的表述。

修改后：在加强农田基础设施建设的同时，同步开展耕地质量建设、同步完善田间监测体系、同步实施农技农机推广，确保耕地综合生产能力和增产能力持续提升，使高产田持续稳产高产、中低产田生产能力大幅提高，实现高标准农田作物产量、质量双提高。

3.原文　第三章　建设标准和建设内容

二、建设内容（二）土壤改良中"通过工程、生物、化学等方法，治理过沙或过黏土壤和酸化土壤，提高耕地质量水平。"

修改意见：增加"因地制宜采取不同方式改良土壤"和"建立维持高标准农田地力稳定和提升长效机制，遏制土壤退化"的表述。

修改后：通过物理、生物、化学等方法，治理过沙或过黏土壤和酸化土壤，提高耕地质量水平。

4.原文 第三章 建设标准和建设内容

二、建设内容

（三）灌溉和排水中"因地制宜推广渠道防渗、管道输水灌溉和喷微灌等节水措施，支持建设必要的灌溉计量设施，提高农业灌溉用水效率。倡导建设生态型灌排系统，保护农田生态环境。主要工程内容包括小型水源工程、输配水工程、渠系建筑物工程、田间灌溉工程、排水工程。"

修改意见：增加"工程管护等安全设施""优化节水配套改造工程，提高水资源的利用率和利用效率""对人群集中居住地进行生活污水分流，并进行预处理后引入高标准农田排灌系统，确保灌溉用水清洁卫生"的表述。

修改后：因地制宜推广渠道防渗、管道输水灌溉和喷微灌等节水措施，支持建设必要的灌溉计量设施，提高农业灌溉用水利用效率。倡导建设生态型灌排系统，保护农田生态环境。主要工程内容包括小型水源工程、输配水工程、渠系建筑物工程、田间灌溉工程、排水工程、高效节水灌溉工程。

5.原文 第三章 建设标准和建设内容

二、建设内容（五）农田防护和生态环境保护中"与村庄环境相协调，完善农田防护与生态环境保护体系。以水土流失易发区为重点，加强农田防护与生态环境保护工程建设。"

修改意见：增加"农田防护与生态环境保护工程应全面规划、合理布局，通过农业面源污染防治、水土流失治理、田间林网建设等，保持和改善农田生态环境，提高农田生态安全，提升碳汇能力，增强生态服务功能"和"在规划区域结合农田防护工作合理开展植树造林，对房前屋后、耕作道、池塘、沟渠边及部分需要采取植物措施的田埂开展四旁植树"的表述。

修改后：与村庄环境相协调，完善农田防护与生态环境保护体系。通过农业面源污染防治、水土流失治理建设等，保持和改善农田生态环境，提高农田生态安全，提升碳汇能力，增强生态服务功能。以水土流失易发区为重点，加强农田防护与生态环境保护工程建设。

6.原文 第三章 建设标准和建设内容

二、建设内容（七）科技服务中"推进数字农业、良种良法、科学施肥、病虫害综合防治等农业科技应用，科学合理利用高标准农田。"

修改意见：增加"布设杀虫灯等病虫害物理防制设施，研究生物防制措施。积极开展物理、生物、化学防制相结合的综合防制措施"的表述。

修改后：推进数字农业、良种良法、科学施肥、布设杀虫灯等病虫害综合防制等农业科技应用，积极开展物理、生物、化学防制相结合的综合防治措施，科学合理利用高标准农田。

7.原文 第三章 建设标准和建设内容

二、建设内容管护利用中"对建成的高标准农田，要划为永久基本农田，实行特殊保护，确保高标准农田数量不减少、质量不降低。"

修改意见：后期管护中应加强病虫害管理，按要求开展监测，同时加强传染病监测。

修改后：对建成的高标准农田，要加强病媒生物管理，按要求开展监测，同时加强传染病监测，并划为永久基本农田，实行特殊保护，确保高标准农田数量不减少、质量不降低。

8.原文　第五章　建设监管和后期管护

一、强化质量管理

修改意见：1.施工期实施全过程监管，防止施工过程中产生的水体、土壤污染及噪声扰民。制止任何形式的生态破坏行为，防止该项目的生态结构功能发生变化进而影响生态系统的稳定性。2.加强施工人员卫生医疗保障。

修改后：在编制各年度项目初步设计方案和施工图设计时，均进行了风险评估，对施工过程中可能产生的废水、废气、废渣及噪声进行了分析，并采取必要防护措施。

9.原文　第五章　建设监管和后期管护

一、强化质量管理（三）加强社会监督中"尊重农民意愿，维护农民权益，保障农民知情权、参与权和监督权。在项目区设立统一规范的公示标牌和标志，及时将项目建设单位、设计单位、施工单位、监理单位、立项年度、建设区域、投资规模等信息进行公开，接受社会和群众监督。"

修改意见：1.建立完善的公众参与机制。加强宣传，引导群众参与项目建设。广泛征求村民意见，充分尊重农民意愿。2.在规划中增加推行以工代赈方式的表述。

修改后：尊重农民意愿，维护农民权益，保障农民知情权、参与权和监督权。加强宣传，引导群众参与项目申报、建设和后期土地利用。在项目区设立统一规范的公示标牌和标志，及时将项目建设单位、设计单位、施工单位、监理单位、立项年度、建设区域、投资规模等信息进行公开，接受社会和群众监督。因地制宜推行推广以工代赈方式。

（撰写　陶　利　王建勋；审核　孙　桐）

专家点评

本案例系重庆市巴南区建立健康影响评估制度以来，首个开展健康影响评价的公共政策，也是重庆市首例健康影响评价案例。

该政策属于区政府重大行政决策事项，政策起草部门（巴南区农业农村委）根据《重庆市巴南区人民政府办公室关于印发巴南区健康影响评价评估制度建设实施方案（试行）的通知》要求，在政策提交区政府常务会议审议前，主动报送区健康促进办开展健康影响评价。由区健康促进办组建专家组，并邀请公众代表参与，通过筛选、分析评估、报告建议等流程，开展标准化的系统评价。

该案例实施既是巴南区将健康融入所有政策理念的一次生动实践；也是对《巴南区健康影响评价评估制度实施方案（试行）》可行性的一次实操检验；更是构建健康影响评估制度"巴南模式"的一次路径探索。对各地探索建设健康影响评估制度具有一定的学习借鉴意义。

（点评　王建勋　吕战胜）

《衡阳市新建住宅二次供水设施建设和管理办法》的健康影响评价

一、背景

二次供水是城镇居民用水需求的重要基础设施，是保证城镇供水安全和水质保障的"最后一公里"。由于二次供水设施建设和管理多元化，监管职责不明晰，运行维护责任不到位，造成一些设施跑冒滴漏严重、泵房设计不规范、供水服务不规范、水质污染风险高、治安隐患多等诸多问题。

2019年1月衡阳市出台了《衡阳市居民住宅二次供水管理办法》（衡政办发〔2019〕1号），为进一步贯彻落实国家和湖南省优化营商环境有关决策部署，优化供水报装服务，切实消除市场准入壁垒确保公平竞争。按照省、市相关要求，拟对其重新进行修订。一是原《衡阳市居民住宅二次供水管理办法》"第十条有资质的城市供水企业负责城区内新建二次供水设施的安装工作。二次供水设施建设完成并验收合格后，由建设单位委托城区供水企业统一管理"，涉嫌指定施工企业、垄断经营，不符合优化营商环境要求，需要废止。二是湖南省住建厅2020年11月颁布实施了《湖南省城镇二次供水设施技术标准》，对二次供水设施建设和运行维护标准提出了更高的要求。三是2020年12月《湖南省住房和城乡建设厅关于进一步加强城镇二次供水设施建设改造管理的通知》中，进一步明确了二次供水设施的设计、施工、验收和运维管理相关要求，以及相关监管部门在二次供水监管中的职责分工和协同配合。

2021年10月10日，衡阳市城市管理和综合化执法局（以下简称市城管执法局）启动开展《衡阳市新建住宅二次供水设施建设和管理办法》起草报告，并于2021年12月13日形成《衡阳市新建住宅二次供水设施建设和管理办法》（送审稿）。

2022年3月2日，市城管执法局将《衡阳市新建住宅二次供水设施建设和管理办法》（送审稿）送呈至衡阳市健康影响评估试点工作领导小组办公室（以下简称市健评办），提请进行健康影响评价，经市健评办备案登记后，按照健康影响评价程序，于2022年3月10日组织相关专家实施了健康影响评价。

二、实施过程

本公共政策的健康影响评价过程分为三个阶段：①评估准备阶段：包括部门初筛、申请评估与备案受理（提交登记），组建专家组；②评估实施阶段：包括筛选，分析评估、报告与建议；③评估结果应用阶段：包括评估结果提交备案、使用及监测评估。

第一阶段：评估准备阶段

1. 部门初筛

由于本次健康影响评价是针对选定项目进行，故省略"部门初筛"环节。

2. 申请评估与备案受理（提交登记）

起草部门（市城管执法局）向市健评办申请公共政策健康影响评价，市健评办填写《衡阳市公共政策健康影响评价备案登记表》（表2-8），予以备案登记。

▼ 表2-8　衡阳市公共政策健康影响评价备案登记表

<table>
<tr><td>起草（提交）部门</td><td colspan="2">衡阳市城市管理和综合执法局</td><td>提交人</td><td></td><td>电话</td><td></td></tr>
<tr><td>受理/备案部门</td><td colspan="2">衡阳市健评办</td><td>受理/备案人</td><td></td><td>电话</td><td></td></tr>
<tr><td>受理/备案日期</td><td colspan="2">2022年3月2日</td><td>评估完成时限</td><td colspan="2"></td><td>2022年3月10日</td></tr>
<tr><td>政策项目名称</td><td colspan="6">衡阳市新建住宅二次供水设施建设和管理办法</td></tr>
<tr><td rowspan="2">是否做过其他有关评估（√）及内容</td><td colspan="6">是否做过？　　　　是□　　　否☑</td></tr>
<tr><td colspan="6">评估内容：</td></tr>
<tr><td>文件（政策）发布类别</td><td colspan="6">□政府发布　　　☑部门发布</td></tr>
<tr><td>部门初选结果</td><td colspan="6">（略）</td></tr>
<tr><td rowspan="2">是否做过其他有关评估（√）及内容</td><td colspan="6">是否做过？　　　　是□　　　否☑</td></tr>
<tr><td colspan="6">评估内容：</td></tr>
<tr><td rowspan="5">提交相关资料清单</td><td>序号</td><td colspan="3">文件名称</td><td>份数</td><td>备注</td></tr>
<tr><td>1</td><td colspan="3">《衡阳市新建住宅二次供水设施建设和管理办法》（送审稿）</td><td>1</td><td>城管执法局</td></tr>
<tr><td>2</td><td colspan="3">《城市供水条例》（2020年）</td><td>1</td><td>国务院</td></tr>
<tr><td>3</td><td colspan="3">《生活饮用水卫生监督管理办法》（2016年）</td><td>1</td><td>住建部、卫生计生委</td></tr>
<tr><td>4</td><td colspan="3">《湖南省城镇二次供水设施技术标准》（2020年）</td><td>1</td><td>省住建厅</td></tr>
<tr><td>备案说明</td><td colspan="6">衡阳市城市管理和综合执法局对提交的相关资料的真实性负责</td></tr>
</table>

3. 组建（评估）专家组

市健评办从健康影响评价专家库内邀请南华大学、衡阳市卫生健康委、市发展改革委、市司法局、市疾控中心、市卫生计生综合监督执法局等部门专家组建评估专家组（表2-9），参与分析评估及公众听证会环节。

▼ 表2-9　健康影响评价专家组成员信息登记

<table>
<tr><td>文件（政策）名称</td><td colspan="5">衡阳市新建住宅二次供水设施建设和管理办法</td></tr>
<tr><td>文件（政策）起草/提交部门</td><td colspan="5">衡阳市城市管理和综合执法局</td></tr>
<tr><td>专家组成涉及领域</td><td colspan="5">卫生健康委、发展改革委、司法局、疾控中心、卫计综合执法局、健康教育与促进</td></tr>
<tr><td colspan="6" align="center">专家组成</td></tr>
<tr><td>序号</td><td>姓名（此处略）</td><td>单位及职务</td><td>联系电话（此处略）</td><td>涉及行业领域</td><td>备注</td></tr>
<tr><td>01</td><td></td><td>市卫生健康委</td><td></td><td>卫生健康</td><td></td></tr>
<tr><td>02</td><td></td><td>市卫计综合执法局</td><td></td><td>卫生健康监督</td><td></td></tr>
</table>

序号	姓　名 （此处略）	单位及职务	联系电话（此处略）	涉及行业领域	备注
03		市司法局		法律	
04		南华大学		健康教育与健康促进	
05		市发展改革委		经济管理	
06		市疾控中心		职业病防治	

第二阶段：评估实施阶段

4. 筛选

专家组阅读所报送的文件及相关资料，基于公共政策健康影响评价筛选清单集体讨论完成筛选，并填写《衡阳市公共政策健康影响评价筛选意见及反馈表》（表2-10）。

▼ 表2-10　衡阳市公共政策健康影响评价筛选意见及反馈表

政策起草（提交）部门	衡阳市城市管理和综合执法局				
政策/项目名称	《衡阳市新建住宅二次供水设施建设和管理办法》				
专家筛选界定日期	2022年3月10日				
筛选界定办法	梳理各专家共同观点＋异同观点投票决定				
评议组筛选意见汇总： 　　该政策潜在的消极健康影响会波及许多人，并对大众的利益造成较大影响，也会成为公众或社会关注的焦点，该政策对经济社会发展影响效果不确定，专家集体界定对该办法实施健康影响评价。					
专家组组长审定意见： 　　同意实施健康影响评价。 　　　　　　　　　　　　　　　　　　签名：　　　　　　日期：2022年3月10日					
参与评议专家及成员签字： 　　　　　　　　　　　　　　　　　　　　　　　　　　日期：2022年3月10日					
投票结果统计					
参与人数	投票结果			结论： 是否开展健康影响评价（　　）	
	同意票	反对票	弃权票		
5	5	0	0	☑是　　　　□否	

本次筛选确定有必要针对《衡阳市新建住宅二次供水设施建设和管理办法》进行健康影响评价，并确定采用专家观点＋公众听证会办法进行。

5. 分析评估

（1）目的：分析《衡阳市新建住宅二次供水设施建设和管理办法》可能涉及的健康决定因素及所产生的影响，预估和描述对健康的影响，并提出相应优化建议。

（2）参加人员：市健评办相关人员、评估专家组相关成员。

（3）方法：

1）个人分析：各专家事前阅读《衡阳市新建住宅二次供水设施建设和管理办法》（送审稿）及相关资料，了解公共政策基本情况；并结合健康决定因素清单（示例），逐条梳理判定所对应的健康决定因素；完成《衡阳市新建住宅二次供水设施建设和管理办法》健康决定因素清单（专家个人观点），见表2-11。

▼ 表2-11 《衡阳市新建住宅二次供水设施建设和管理办法》健康决定因素清单（专家个人观点）

涉及的健康决定因素	种类	说明	健康影响
水源水质	水质量	进水管水质是保障二次供水水质的基础，进水水质达不到饮用水卫生标准，容易引起水源性疾病发生	消极影响
蓄水池（箱）	选址	周围10m以内不得有渗水坑和垃圾收集堆放设施等污染物；水箱周围2m内不应有污水管线及污染物	
	建设用材	蓄水池（水箱）是自来水的主要污染源，严禁使用钢板或钢板加防腐漆进行处理，提倡使用食品卫生级不锈钢、玻璃钢、塑料、环氧树脂等材料	
蓄水池（箱）	防腐防渗衬层	蓄水池及其他配件防腐防渗衬层的渗出物对水质会造成污染。如：采用沥青衬层，可能导致水中苯类和挥发性酚类指标的增加	
	容积	合理确定二次供水蓄水池（水箱）的容积，尽量减少水在蓄水池（水箱）内的停留时间，保障末梢水中的游离性余氯含量和水质消毒效果（时间长余氯已经衰竭）	
加压水泵	泵房建设	泵房建设必须按照国家有关部委的总体要求，保障居民安全稳定供水。必须单独设置，不得与变配电房、电梯机房、通信机房等遇水、受潮会损坏、变质和引发事故的房间毗邻。防范意外伤害	
	泵房设施	水泵机组应采取减振降噪措施水泵噪声符合GB 19762中的B级或以上要求。应设置安全防范设施和良好的通风排水设施及病媒生物防制设施。控制消除噪声、潮湿等职业危害因素和病媒生物的孳生	
供水管网	管材选用	使用金属管道，年久失修，所出现的铁锈、污垢等，会产生有机污染物和亚硝酸盐指标的上升。管材表面的防腐漆附着力极差，容易脱落，使水中二氧化铅指标升高	
	管网设计及安装	进水管道与排污管道并行、交叉、进水管道建在排污管道的下面等（或两管间无防护措施），管网系统的渗漏都会发生水质污染	
公共服务的可及性、公平性和质量	社会保障	二次供水设施建设和管理是改善和提高社会成员最基本的生活需求，是社会保障的最低目标	
	治安/安全保障和应急响应	预防控制二次供水安全，建立二次供水事故应急机制，及时、有序、高效、妥善处理供水安全事故，排除隐患，对保护居民健康，维护社会稳定具有最大意义	
	能源可及性	二次供水设施的功能用途能覆盖区域所有社会成员，了解用水信息，价格与获得等方面都具有高度的公平性	
就业	就业和工作保障	创造就业机会，促进就业	
	收入和福利	提高就业人员的收入	
	职业危害因素	泵房等相对密闭场所存在潮湿、空气对流不畅、噪声等职业危害因素	

2）集体讨论分析：专家分别阐述个人对该公共政策健康决定因素的预估和描述及可能造成的健康影响，包括受影响人群（含弱势群体）的特征、影响范围及严重程度等信息。在专家组组长主持下，专家组集体讨论，对涉及表2-11所列健康决定因素的政策条款内容进行讨论确认，并完成分析评估表（表2-12），描述公共政策所产生的潜在健康影响并提出建议。

▼ 表2-12 《衡阳市新建住宅二次供水设施建设和管理办法》健康影响评价分析评估表

政策条款	对应的健康决策因素		暴露途径	描述潜在的健康影响		提出的政策修改建议（理由）
	分类	具体种类		积极/消极影响	影响的描述	
第一条："确保水质、水压和供水安全……"	环境（水）	水	二次供水质量	社会环境因素		"确保二次供水、水质、水压和水量……"
第四条："对二次供水工程中材料、设备使用情况监督检查。"	社会环境	水质	二次供水质量	社会环境因素		建议删除，因二次供水主管部门不负责工程建设
第五条："同时交付使用……"	社会环境	水质量	二次供水质量	市场环境因素		"同时验收……"
第七条："二次供水设施应当采用符合国家质量技术标准的设备、材料和配件……"	社会环境	水质量	二次供水质量	物质环境因素		"二次供水设施应当符合国家质量技术标准的设备、材料和配件，并进行产品安全性评估"
第十四条："建立健全二次供水设施……"			二次供水质量	物质环境因素		"建立健全二次供水设施维护……"
第十五条："直接从事供、管水人员须进行健康检查，取得健康合格证明方可上岗。"	社会环境	水质量	二次供水质量	生物心理因素		在最后处增加"并每年进行一次健康检查……"
第十六条：（一）"从事清洗消毒单位人员应取得健康证后方可上岗"；（六）处理对城市居民二次供水设施管理的投诉；	社会环境	水质量	二次供水质量	社会环境因素		建议删除，在（一）中明确具体负责人；（六）"明确什么部门接受二次供水投诉……"
第十七条："凡违反本办法规定的，由市城市管理和综合执法局和市卫生健康委员会等行政主管部门依照有关法律法规予以处罚。"	社会环境	水质量	二次供水质量	社会环境因素		"凡违反本办法规定的，由市城市管理和综合执法主管部门、卫生健康主管部门和其他有关部门依照有关法律法规予以处罚。"

6. 召开公众听证会

（1）目的：告知并听取利益相关者的意见，完善政策修改建议。

（2）参加人员：市健康影响评价专家组成员；公众代表：公共政策利益相关群众3人；关键知情人员：市城管执法局公共政策拟稿者，公共政策撰写者；相关决策部门负责公共政策审批的人员。

（3）内容及方法：专家组组长阐述前期分析评估过程及结果（包括所涉及健康决定因素及可能产生的积极与消极影响）；收集听取公众代表和关键知情人提出的意见；回答公众代表和关键知情人提出的问题。

7. 报告与建议

（1）目的：确定修改建议，形成健康影响评价意见和报告。

（2）参加人员：市健评办工作人员及市健康影响评价专家组成员。

（3）内容：基于公众听证会意见建议，进一步讨论完善《衡阳市新建住宅二次供水设施建设和管理办法》健康影响评价分析评估表（表2-12）；形成健康影响评价意见反馈及备案表（表2-13）。

（4）形成完整的健康影响评价报告。

▼ 表2-13　衡阳市公共政策健康影响评价意见反馈及备案表

政策/项目名称	衡阳市新建住宅二次供水设施建设和管理办法		
起草（提交）部门	衡阳市城市管理和综合执法局		
报送部门	衡阳市健康影响评价试点工作领导小组办公室		
健康影响评价意见汇总及采纳情况			
序号	原条款	可能存在的问题	修改建议
1	第一条："确保水质、水压和供水安全……"	社会环境因素	"确保二次供水、水质、水压和水量……"
2	第四条："对二次供水工程中材料、设备使用情况监督检查。"	社会环境因素	建议删除，因二次供水主管部门不负责工程建设
3	第五条："同时交付使用……"	市场环境因素	"同时验收……"
4	第七条："二次供水设施应当采用符合国家质量技术标准的设备、材料和配件……"	物质环境因素	"二次供水设施应当符合国家质量技术标准的设备、材料和配件，并进行产品安全性评估"
5	第十四条："建立健全二次供水设施……"	物质环境因素	"建立健全二次供水设施维护……"
6	第十五条："直接从事供、管水人员须进行健康检查，取得健康合格证明方可上岗。"	生物心理因素	在最后处增加"并每年进行一次健康检查……"
7	第十六条：（一）"从事清洗消毒单位人员应取得健康证后方可上岗"；（六）处理对城市居民二次供水设施管理的投诉；	社会环境因素	建议删除，在（一）中明确具体负责人；（六）"明确什么部门接受二次供水投诉……"
8	第十七条："凡违反本办法规定的，由市城市管理和综合执法局和市卫生健康委员会等行政主管部门依照有关法律法规予以处罚。"	社会环境因素	"凡违反本办法规定的，由市城市管理和综合执法主管部门、卫生健康主管部门和其他有关部门依照有关法律法规予以处罚。"
专家组组长： 健康影响评价专家： 提交日期：2022年3月10日			
备案人（签字）		备案日期	2022年3月11日

第三阶段：评估结果应用阶段

8. 评估结果提交备案

市健康影响评价专家组在完成"附件"的同时完成《衡阳市新建住宅二次供水设施建设和管理办法健康影响评价报告》，并提交市健评办。

9. 评估结果的使用

本次对"衡阳市新建住宅二次供水设施建设和管理办法"的健康影响评价过程中，专家组就政策的可行性与市城管执法局进行了磋商，健康影响评价结果由市健评办以《衡阳市公共政策健康影响评估报告书（衡健评办2022031001号）》形式正式提交市城管执法局，供其进一步完善此公共政策（修订前后对照参见本文三、附件：《衡阳市新建住宅二次供水设施建设和管理办法》修订对照）。

本次对"衡阳市新建住宅二次供水设施建设和管理办法"的健康影响评价，为市健评办、市健康影响评价专家及相关成员部门完整演练了公共政策健康影响评价的基本流程，在实际操作中，还需要依据项目规模及综合性多方收集和分析资料，以保证健康影响评价的科学客观、可靠有效。

三、附件：《衡阳市新建住宅二次供水设施建设和管理办法》修订对照

1. 原文　第一条 为规范新建住宅二次供水设施建设和管理，确保水质、水压和供水安全，保障公众身体健康，结合本市实际，制定本办法。

修订后：第一条 为规范新建住宅二次供水设施建设和管理，确保水质、水压和供水安全，保障公众身体健康，根据国务院《城市供水条例》（国务院令第158号）、《生活饮用水卫生监督管理办法》（住建部、卫生计生委令第31号）以及住建部、国家发展改革委等四部委《关于加强和改进城镇居民二次供水设施建设与管理确保水质安全的通知》（建城〔2015〕31号）等有关规定，结合本市实际，制定本办法。

2. 原文　第四条 市住房和城乡建设行政主管部门负责二次供水设施的设计审查及建设的监督管理工作；市供水行政主管部门负责对二次供水设施运行维护进行监督管理。对二次供水工程中材料、设备使用情况监督检查。

修订后：第四条 市住房和城乡建设行政主管部门负责二次供水设施的设计审查及建设的监督管理工作；市供水行政主管部门负责对二次供水设施运行维护进行监督管理，对二次供水设备使用情况监督检查。

3. 原文　第七条 二次供水工程的设计、施工、监理须严格执行国家、省及行业有关技术标准、规范和规程及《湖南省城镇二次供水设施技术标准》（以下简称《技术标准》）。二次供水设施应当采用符合国家质量技术标准的设备、材料和配件。

修订后：第七条 二次供水工程的设计、施工、监理须严格执行国家、省及行业有关技术标准、规范和规程及《湖南省城镇二次供水设施技术标准》（以下简称《技术标准》）。二次供水设施应当采用符合国家质量技术标准的设备、材料和配件，并进行产品安全性评估。

4. 原文　第十四条 二次供水运营单位应建立健全二次供水设施清洗消毒、水质检测、

持证上岗、安全保障、档案管理等管理制度，制定突发事件应急处置预案并组织演练，确保二次供水水质、水压、卫生、安防符合国家及省市有关标准规范。

修订后：第十四条 二次供水运营单位应建立健全二次供水设施维护、清洗消毒、水质检测、持证上岗、安全保障、档案管理等管理制度，制定突发事件应急处置预案并组织演练，确保二次供水水质、水压、卫生、安防符合国家及省市有关标准规范。

5.原文 第十五条 二次供水设施运行管理人员应具备相应专业技能，熟悉供水设施的技术性能和运行要求，严格遵守操作规程。直接从事供、管水人员须进行健康检查，取得健康合格证明方可上岗。

修订后：第十五条 二次供水设施运行管理人员应具备相应专业技能，熟悉供水设施的技术性能和运行要求，严格遵守操作规程。直接从事供、管水人员须进行健康检查，取得健康合格证明方可上岗，并每年进行一次健康检查。

6.原文 第十七条 凡违反本办法规定的，由市城市管理和综合执法局和市卫生健康委员会等行政主管部门依照有关法律法规予以处罚。

修订后：第十七条 凡违反本办法规定的，由市城市管理和综合执法主管部门、市卫生健康主管部门和其他有关部门依照有关法律法规予以处罚。

（撰稿　徐　勇；审核　王建勋）

专家点评

二次供水是保障城镇居民饮用水安全健康的重要民生项目，衡阳市健评办收到市城管执法局《衡阳市新建住宅二次供水设施建设和管理办法》（送审稿）后，按照"2+X"模式，从专家库中遴选卫生监督、法律、健康教育和健康促进、经济管理、职业病防治等领域专家，组成专家组，按健康影响评价标准化流程对政策进行了评价。

本案例介绍了《衡阳市新建住宅二次供水设施建设和管理办法》的健康影响评价全过程，包括评价背景、评价准备（部门初筛、申请评价与备案受理、组建专家组）、评价实施（筛选、评价、报告撰写）和评价结果应用（报告提交备案、使用）。案例完整展示了衡阳市第一次公共政策健康影响评价的基本流程，表2-8到表2-13里详尽地列出了每一个步骤，可以为未来本市或者其他地方政策文件的健康影响评价提供借鉴。

该案例最大的创新之处是将评价结果以格式化文本《衡阳市公共政策健康影响评估报告书》反馈政策拟订部门，其中，在报告书中还特别明确了健康影响评价专家对其科学性负责，和送审方对评价结果在规定时间内有复议权利等内容，该做法有一定的推广意义。

在未来的政策健康影响评价中，还可以依据具体政策内容及其涉及范围，采用多种形式和手段收集、分析资料，以确保健康影响评价不走过场，更科学、更深入。例如，适当放宽评估完成时限，以保证评价更充分和全面；组建更多相关领域的专家队伍；如果有可能，可以在政策实施一段时间后，尝试做健康影响评价的事后评估，以监测其产生的效果。另外，该政策潜在的负面健康影响会涉及面较广，并对公众的利益造成较大影响，可能成为社会关注的焦点，可以采取多种形式提高公众知晓率，并将预期的健康影响和后果等告知公众。

（**点评**　梁小云　王建勋）

《金昌市电动自行车消防安全管理办法》《金昌市高层住宅物业消防安全管理办法》的健康影响评价

一、背景

近年来，电动自行车以其经济、便捷等特点，成为群众出行的重要交通工具，截至2022年7月，金昌市电动自行车已超七万辆，且保有量逐年递增。但由于安全意识不强、部分产品质量不过关、违规改装改造、停放充电不规范等原因，电动自行车火灾呈多发频发趋势，屡屡造成人员伤亡。据消防救援局统计，2022年上半年，全国共发生电动自行车火灾8370起。2022年金昌市已发生电动自行车火灾10起，为解决电动自行车消防安全管理诸多问题，明确各级各部门的消防安全职责，建立健全电动车自行车消防安全管理体系，结合金昌市实际，金昌市消防救援支队起草了《金昌市电动自行车消防安全管理办法》（以下简称"办法一"）。

近十年来全国共发生高层建筑火灾3.1万起，死亡474人，形势不容乐观。目前金昌市已投入使用的高层建筑241幢，这个数据还在与日俱增，由于各种历史原因及现实条件造成隐患整改工作推进缓慢，阻力重重，群众日常的工作和生活长期处在一种不安全的消防环境之中，为有效改变这种不安全状态，切实规范全市住宅物业消防安全管理工作，由金昌市消防救援支队起草了《金昌市高层住宅物业消防安全管理办法》（以下简称"办法二"）。

结合金昌市实际，考虑到"办法一"和"办法二"同属消防领域，为提升工作效率，金昌市健康影响评估制度建设试点工作领导小组办公室（市爱卫办）组织专家组对"办法一"和"办法二"合并进行了健康影响评价。

二、实施过程

（一）组建专家组

专家组根据"办法一"和"办法二"所涉及的领域，选定了来自公共卫生、住建、交通、安全生产等领域7名专家共同组成健康影响评价专家组。邀请市交警支队交通安全领域专家、负责物业管理相关领域的人大代表和政协委员列席参与评估全过程。

（二）筛选

专家组充分参考健康决定因素清单，对照筛选栏目，在线上进行筛选评估，筛选结果见表2-14、表2-15。经过筛选，市爱卫办决定对"办法一"和"办法二"开展健康影响评价。

▼ 表2-14　"办法一"健康影响评价筛选结果汇总

问题	专家意见		
	是	不知道	否
1.该政策是否可能对健康产生消极影响？	1/7		6/7
2.该政策是否可能对健康产生积极影响？	7/7		
3.潜在的消极或积极健康影响是否会波及很多人？	3/7	1/7	3/7
4.潜在消极健康影响是否会造成死亡、伤残或入院风险？	3/7	1/7	3/7
5.对于残疾人群、流动人口、贫困人口等弱势群体而言，潜在的消极健康影响是否会对其造成更为严重的后果？	2/7	1/7	4/7
6.该政策对经济社会发展有较大影响？	4/7		3/7
7.该政策对公众的利益有较大影响？	3/7	1/7	3/7
8.该政策是否会成为公众或社会关注的焦点？	5/7		2/7
是否进行健康影响评价	■是 7/7　　□否		

注：1/7是指7位专家中，有1位选择此项。

▼ 表2-15　"办法二"健康影响评价筛选结果汇总

问题	专家意见		
	是	不知道	否
1.该政策是否可能对健康产生消极影响？	1/7		6/7
2.该政策是否可能对健康产生积极影响？	7/7		
3.潜在的消极或积极健康影响是否会波及很多人？	3/7		4/7
4.潜在消极健康影响是否会造成死亡、伤残或入院风险？	3/7		4/7
5.对于残疾人群、流动人口、贫困人口等弱势群体而言，潜在的消极健康影响是否会对其造成更为严重的后果？	2/7		5/7
6.该政策对经济社会发展有较大影响？	3/7	1/7	3/7
7.该政策对公众的利益有较大影响？	3/7	1/7	3/7
8.该政策是否会成为公众或社会关注的焦点？	4/7	1/7	2/7
是否进行健康影响评价	■是 6/7　　□否		

注：1/7是指7位专家中，有1位选择此项。

（三）分析评估

专家组对"办法一"和"办法二"进行了分析研判，决定采取文件研究、实地调研、现场讨论等方式进行评估。

1.文件研究

通过文献查找，搜集有关金昌市电动自行车和高层住宅的基本信息，进行资料研究，找出可能存在的不利健康影响因素，以此对"办法一"和"办法二"进一步的优化提出建设性建议。

2. 实地调研

通过走访调研，现场了解金昌市电动自行车和高层住宅可能存在的有关消防安全、人群健康的问题，获取第一手资料，为现场评估提供依据。

3. 现场讨论

市爱卫办组织专家组专家、文件起草单位代表、人大代表、政协委员等相关人员采取线上线下相结合的模式召开评估会，文件起草单位市消防救援支队代表介绍文件起草背景、起草过程中就健康影响的基本考虑等内容，由专家各自对照健康决定因素清单，逐项阅读"办法一"和"办法二"条款，梳理文件所涉及的健康决定因素、描述可能产生的健康影响并提出修改建议。

（四）报告与建议

经过以上评估方式，专家组对可能产生的健康影响及提出的建议进行汇总整理，形成公共政策分析评估表（专家组集体意见）见表2-16、表2-17。

▼ 表2-16 "办法一"公共政策分析评估表（专家组集体意见）

政策条款	对应的健康决定因素	描述潜在的健康影响	提出的政策修改建议（理由）
第二章第八条	废物处理	电动自行车废旧电池回收可能存在一定费用，可能导致所有者、使用者回收积极性不足，从而影响废弃物的正常处理	金昌市应出台废弃电动自行车电池的奖励回收办法，奖励电动自行车所有人将废弃自行车电池送到危险废物集中处置，杜绝擅自处置废弃电动自行车电池
第二章第九条	工作、生活和学习微观环境 能源的清洁性	缺乏具体的推动路径，可能导致全市范围内电动自行车换电模式推广缓慢	为更好推动形成更安全、更专业的充换电服务环境，建议在"办法一"第九条中增加"在党政机关、事业单位、社会团体等为营运车辆、专用车辆、员工车辆提供充换电服务"内容
第三章第十条	工作、生活和学习微观环境	电动自行车集中停放和充电场所、设施建设中健康管理的系统性规划不足	适应未来城市发展需要，将电动自行车集中停放和充电场所、设施建设纳入城乡规划和城乡建设中
	工作、生活和学习微观环境	不能满足停车者的生活停车需求	为方便居民生活停车，建议将第十条第一款中按停放容量建设停放场所的表述修改为按停放需求建设停放场所
	治安/安全保障和应急响应	及时预警并发现安全事故可能存在一定困难	为更好地对充电桩安全运行情况进行实时监控，建议在第十条中增加"鼓励有条件的停放充电场所安装24小时可视监控系统"内容
第三章第十一条	交通安全性 健身场地和设施	电动自行车在集中停放充电场所附近进出较为频繁，可能产生噪声，影响附近人群出行安全与正常休息	建议在"办法一"第十一条中增加对电动自行车集中停放充电场所建设运营不得影响附近人群出行安全与正常休息，不得挤占健身活动场地和公共设施的要求
第四章	健康理念和意识	文件未明确电动自行车所有者、使用者的责任，可能会导致电动自行车所有者、使用者安全意识不足	强化电动自行车所有者、使用者的主体责任，在电动自行车使用、管理、维护、废弃处置全寿命周期应按照产品说明书安全操作和处置，减少因违规操作增加火灾事故风险

政策条款	对应的健康决定因素	描述潜在的健康影响	提出的政策修改建议（理由）
第二章、第三章、第四章	工作、生活和学习微观环境	对电动自行车的管理和教育方面针对性不足	坚持标本兼治原则，聚焦电动自行车安全风险的重点部位（电池和电路系统）、重点环节（充电）、重点场所（人员聚集和物资密集）、重点人物（所有者和使用人）加强管理和教育，完善办法的有关条款，使其更具有可操作性，符合金昌实际
全文	工作、生活和学习微观环境　治安/安全保障和应急响应		建议将预防为主、防消结合、落实各利益相关方主体责任的相关内容充实到"办法一"中

▼ 表2-17　"办法二"公共政策分析评估表（专家组集体意见）

政策条款	对应的健康决定因素	描述潜在的健康影响	提出的政策修改建议（理由）
标题	工作、生活和学习微观环境　住房安全		坚持全局谋划和系统思维，将《金昌市高层住宅物业消防安全管理办法》修改为《金昌市高层住宅消防安全管理办法》，适应高层住宅火灾来源的多样性、因素的复杂性、责任主体的多元性，有利于形成全社会消防合力
第一章第一条	工作、生活和学习微观环境　住房安全	文件缺乏关键法律法规的支撑	将应急管理部《高层民用建筑消防安全管理规定》作为政策依据，补充到第一条中
第一章第二条	工作、生活和学习微观环境　住房安全	办法适用范围不够清晰，可能出现安全隐患	将未建成或者不合法的高层建筑排除在本办法的适用范围之外，另外将高层建筑的裙楼、地下车库、地下室等空间纳入本办法的适用范围
第二章	工作、生活和学习微观环境　住房安全	可能存在一些尚未规定的消防安全领域的责任空白，容易形成安全风险	增加高层住宅供水、供热、通信、有线电视、提供共用设施新建、改造、拓展服务等运营单位的消防安全生产责任，适应未来城市发展需要
第二章第十四条、第十七条、第十八条、第二十二条	工作、生活和学习微观环境　住房安全　养老、残疾人、幼儿托管服务	消防安全教育的针对性不足	考虑人口老龄化实际，增加对老年人、未成年人、残疾人等开展有针对性的消防宣传教育，加强消防安全帮扶有关内容
第二章第十六条	职业防护和健康管理	可能因为职业防护不到位导致消防安全相关从业人员以及志愿服务人员出现人身安全风险	为加强高层住宅的消防安全相关从业人员以及志愿服务人员的职业防护和健康管理，建议增加做好针对高层住宅的消防安全相关从业人员以及志愿服务人员职业防护的要求

续表

政策条款	对应的健康决定因素	描述潜在的健康影响	提出的政策修改建议（理由）
第二章第二十一条	工作、生活和学习微观环境 住房安全	责任不够明晰，可能造成消防安全管理混乱，容易形成安全风险	提供物业服务的责任主体，补充落实消防安全责任，制定消防安全制度，拟订年度消防安全工作计划和组织保障方案；明确具体部门或者人员负责消防安全管理工作。并在建筑显著位置公示负责整栋建筑的消防安全管理工作负责人姓名、联系方式和消防安全管理职责等内容
第二章第二十二条	治安／安全保障和应急响应	消防安全义务所涵盖内容不够完善，容易形成安全漏洞	对于业主和使用人，增加维护消防安全，保护消防设施，预防火灾，报告火警，成年人参加有组织的灭火工作等内容
全文	工作、生活和学习微观环境 治安／安全保障和应急响应		建议将预防为主、防消结合、落实各利益相关方主体责任的相关内容充实到"办法二"中

（五）评估结果的使用

针对"办法一"和"办法二"的健康影响评价结果最终由市爱卫办根据专家组意见，以市健康影响评估制度建设试点工作领导小组办公室名义出具《金昌市电动自行车消防安全管理办法》《金昌市高层住宅物业消防安全管理办法》《健康影响评估专家组意见》反馈至金昌市消防救援支队，供决策参考。

金昌市消防救援支队在接收健康影响评价专家组意见后对"办法一"和"办法二"进行了修改完善（修订前后对照参见本文三、附件：《金昌市电动自行车消防安全管理办法》《金昌市高层住宅物业消防安全管理办法》评价前后修订对照），并将公共政策健康影响评价结果采纳情况（表2-18，表2-19）反馈至市爱卫办进行备案。

▼ 表2-18 "办法一"公共政策健康影响评价结果采纳情况反馈表

政策名称	《金昌市电动自行车消防安全管理办法》				
政策类别/用途	地方法规				
政策起草单位	金昌市消防救援支队				
报送部门单位	健康影响评估制度建设试点工作领导小组办公室（市爱卫办）				
健康影响评价意见采纳情况					
序号	原政策条款	可能存在的问题	修改建议	采纳使用情况	
				采纳	不采纳（理由）
1	全文		建议将预防为主、防消结合、落实各利益相关方主体责任的相关内容	采纳	
2	第二章、第三章、第四章	对电动自行车的管理和教育方面还存在一些不足	坚持标本兼治原则，聚焦电动自行车安全风险的重点部位（电池和电路系统）、重点环节（充电）、重点场所（人员聚集和物资密集）、重点人物（所有者和使用人）加强管理和教育，完善办法的有关条款，使其更具有可操作性，符合金昌实际	采纳（增加到第十六条）	

序号	原政策条款	可能存在的问题	修改建议	采纳使用情况	
				采纳	不采纳（理由）
3	第二章第八条	电动自行车废旧电池回收可能存在一定费用，可能导致所有者、使用者回收积极性不足，从而影响废弃物的正常处理	金昌市应出台废弃电动自行车电池的奖励回收办法，奖励电动自行车所有人将废弃自行车电池送到危险废物集中处置，杜绝擅自处置废弃电动自行车电池		不采纳（建议由市安委办联动相关部门出台）
4	第二章第九条	缺乏具体的推动路径，可能导致全市范围内电动自行车换电模式推广缓慢	建议在第九条中增加"在党政机关、事业单位、社会团体等为营运车辆、专用车辆、员工车辆提供充换电服务"内容	采纳（增加到第九条）	
5	第三章第十条	电动自行车集中停放和充电场所、设施建设中健康管理的系统性规划不足	适应未来城市发展需要，将电动自行车集中停放和充电场所、设施建设纳入城乡规划和城乡建设中	采纳（增加到第十六条第三款）	
6	第三章第十条	及时预警并发现安全事故可能存在一定困难	第十条对电动自行车停放充电场所作了规定和要求，为方便居民生活停车，建议将第十条第一款中按停放容量建设停放场所的表述修改为按停放需求建设停放场所；为更好对充电桩安全运行情况进行实时监控，建议在第十条中增加"鼓励有条件的停放充电场所安装24小时可视监控系统"内容	采纳（增加到第十条第一款）	
7	第三章第十一条	电动自行车在集中停放充电场所附近进出较为频繁，可能产生噪声，影响附近人群出行安全与正常休息	电动自行车在集中停放充电场所附近进出较为频繁，可能产生噪声，影响附近人群出行安全与正常休息，建议在第十一条中增加对电动自行车集中停放充电场所建设运营不得影响附近人群出行安全与正常休息，不得挤占健身活动场地和公共设施的要求	采纳（增加到第十一条）	
8	第四章	未明确电动自行车所有者、使用者的责任，可能会导致电动自行车所有者、使用者安全意识不足	强化电动自行车所有者、使用者的主体责任，在电动自行车使用、管理、维护、废弃处置全寿命周期应按照产品说明书安全操作和处置，减少因违规操作增加火灾事故风险	采纳（增加到第十二条第七款）	

政策起草单位联系人：	电话：
政策起草单位名称（盖章）：金昌市消防救援支队	
	提交日期：2022年11月7日
健康影响评估制度建设试点工作领导小组办公室（市爱卫办） 签收人：	电话：

▼ 表2-19 "办法二"公共政策健康影响评价结果采纳情况反馈表

政策名称	《金昌市高层住宅物业消防安全管理办法》
政策类别/用途	地方法规
政策起草单位	金昌市消防救援支队
报送部门单位	健康影响评估制度建设试点工作领导小组办公室

健康影响评价意见采纳情况

序号	原政策条款	可能存在的问题	修改建议	采纳使用情况	
				采纳	不采纳（理由）
1	标题		将《金昌市高层住宅物业消防安全管理办法》修改为《金昌市高层住宅消防安全管理办法》		高层住宅物业是指高层住宅产业及行业，无需专门修改
2	第一章第一条	文件缺乏关键法律法规的支撑	将应急管理部《高层民用建筑消防安全管理规定》作为政策依据，补充到第一条	采纳（增加到第一条）	
3	第一章第二条	办法适用范围不够清晰，可能出现安全隐患	将未建成或者不合法的高层建筑排除在本办法的适用范围之外，另外将高层建筑的裙楼、地下车库、地下室等空间纳入本办法的适用范围	采纳（增加到第二条）	
4	第二章	可能存在一些尚未规定的消防安全领域的责任空白，容易形成安全风险	加高层住宅供水、供热、通信、有线电视、提供共用设施新建、改造、拓展服务等运营单位的消防安全生产责任，适应未来城市发展需要	采纳（增加到第十八条）	
5	第二章第十四条、第十七条、第十八条、第二十二条	消防安全教育的针对性不足	考虑人口老龄化实际，增加对老年人、未成年人、残疾人等开展有针对性的消防宣传教育，加强消防安全帮扶有关内容	采纳（增加到第二十一条第十一款）	
6	第二章第十六条	可能因为职业防护不到位导致消防安全相关从业人员以及志愿服务人员出现人身安全风险	为加强高层住宅的消防安全相关从业人员以及志愿服务人员的职业防护和健康管理，建议增加做好针对高层住宅的消防安全相关从业人员以及志愿服务人员职业防护的要求	采纳（增加到第十五条五款）	
7	第二章第二十一条	责任不够明晰，可能造成消防安全管理混乱，容易形成安全风险	提供物业服务的责任主体，补充落实消防安全责任，制定消防安全制度，拟订年度消防安全工作计划和组织保障方案；明确具体部门或者人员负责消防安全管理工作。并在建筑显著位置公示负责整栋建筑的消防安全管理工作负责人姓名、联系方式和消防安全管理职责等内容	采纳	

续表

序号	原政策条款	可能存在的问题	修改建议	采纳使用情况	
				采纳	不采纳（理由）
8	第二章第二十二条	消防安全义务所涵盖内容不够完善，容易形成安全漏洞	对于业主和使用人，增加维护消防安全，保护消防设施，预防火灾，报告火警，成年人参加有组织的灭火工作等内容	采纳（增加到第二十二条第三、八款）	

政策起草单位联系人：	电话：
政策起草单位名称（盖章）：金昌市消防救援支队	
	提交日期：2022年11月7日
健康影响评估制度建设试点工作领导小组办公室（市爱卫办）	
签收人：	电话：

（六）监测评估

市爱卫办将在"办法一"和"办法二"出台后对可能危害公众健康的风险进行持续监测，并结合多种途径收集意见建议，为"办法一"和"办法二"的修改完善和落实执行提供意见建议。

三、附件：《金昌市电动自行车消防安全管理办法》《金昌市高层住宅物业消防安全管理办法》评价前后修订对照

（一）文件名称：《金昌市电动自行车消防安全管理办法》

1.原文　未对充换电服务做出规定，缺乏具体的推动路径，可能导致全市范围内电动自行车换电模式推广缓慢。

修改后：新增内容"第十条　鼓励生产、销售符合标准的换电电动自行车。生产者、销售者应当合理配置换电柜，提供充换电服务。"

2.原文　未提及可视监控系统，及时预警并发现安全事故可能存在一定困难。

修改后：新增内容"第十一条（一）电动自行车停放、充电设施的建设应当科学、合理，符合有关技术产品和技术规范要求，鼓励有条件的停放充电场所安装24小时可视监控系统。"

3.原文　未对电动自行车在集中停放充电场所附近可能产生噪声，影响附近人群出行安全与正常休息的情况做出规定和要求。

修改后：新增内容"第十二条　电动自行车集中停放充电场所的建设运营，不得影响附近人群出行安全与正常休息，不得挤占健身活动场地和设施。"

4.原文　未明确电动自行车所有者、使用者的责任，可能会导致电动自行车所有者、使用者安全意识不足。

修改后：新增内容："第十四条电动自行车所有者、使用者在电动自行车使用、管理、维护和废弃处置全寿命周期应按照产品说明书安全操作和处置，减少因违规操作增加的火灾事故风险。"

5.原文 "第十六条（二）自然资源部门在新建居住项目的规划管理中，应根据《城市居住区规划设计标准》有关要求，合理确定电动自行车停车配建指标及充电控制设施配建比例要求。在新建、改建电动自行车停车场项目规划土地审批上，提供支持和保障。"

修改建议：为适应未来城市发展需要，建议将电动自行车集中停放和充电场所、设施建设纳入城乡规划和城乡建设中。

修改后："第十八条（二）自然资源部门应当将电动自行车集中停放和充电场所、设施建设纳入国土空间规划重要内容，在新建居住项目的规划审查中，应根据《城市居住区规划设计标准》有关要求，合理确定电动自行车停车配建指标及充电控制设施配建比例要求。积极做好新建、改建电动自行车停车场项目规划服务及用地保障工作。"

6.原文 对电动自行车的管理和教育方面还存在一些不足。

修改建议：坚持标本兼治原则，聚焦电动自行车安全风险的重点部位（电池和电路系统）、重点环节（充电）、重点场所（人员聚集和物资密集）、重点人物（所有者和使用人）加强管理和教育，完善办法的有关条款，使其更具有可操作性，符合金昌实际。

修改后；体现在全文或上文已修改内容中。

（二）文件名称:《金昌市高层住宅物业消防安全管理办法》

1.原文 "为规范金昌市高层住宅物业消防安全管理，全面落实消防安全管理责任，预防和减少火灾危害，保护人身、财产安全，维护公共安全，根据《中华人民共和国消防法》《金昌市物业管理办法》《甘肃省消防条例》等有关法律法规，结合金昌实际，制定本办法。"

修改建议：文件缺乏关键法律法规的支撑，建议将应急管理部《高层民用建筑消防安全管理规定》作为政策依据，补充到第一条。

修改后："为了加强高层民用建筑消防安全管理，预防火灾和减少火灾危害，根据《中华人民共和国消防法》《高层民用建筑消防安全管理规定》《甘肃省消防条例》《甘肃省人民政府办公厅关于加强高层建筑消防安全管理的实施意见》等有关法律法规，结合金昌实际，制定本办法。"

2.原文 "第十八条 电力、燃气供应企业应当按照有关规定在高层住宅消防安全管理工作中履行下列责任：

（一）广泛开展多种形式的消防安全宣传活动，提高人民群众安全用电、用气意识，防止因用电、用气不当引起的火灾事故的发生。

（二）完善高层住宅供电、供气消防应急预案，严格落实企业安全责任。

（三）定期检查、维护高层住宅范围内的供电、供气设施、管道，排除供电、供气火灾隐患。"

修改建议：可能存在一些尚未规定的消防安全领域的责任空白，容易形成安全风险，建议增加高层住宅供水、供热、通信、有线电视、提供共用设施新建、改造、拓展服务等运营单位的消防安全生产责任，适应未来城市发展需要。

修改后："第十二条电力、燃气、供热、供水、通信企业应当按照有关规定在高层民用建筑消防安全管理工作中履行下列职责：

（一）广泛开展多种形式的消防安全宣传活动，提高人民群众安全用电、用气、用热、用水、通信意识，防止因用电、用气、用热、用水、通信不当引起火灾事故；

（二）完善高层民用建筑供电、供气、供热、供水、通信等消防应急预案，严格落实企业安全责任；

（三）定期检查、维护高层民用建筑范围内的供电、供气、供热、供水、通信设施及管道，排除火灾隐患；"

3. 原文　未对消防安全宣传教育重点人群做出规定和要求，消防安全教育的针对性不足。

修改后：新增内容"第十七条　村民委员会、居民委员会应当依法组织制定防火公约，对高层建筑进行防护安全检查，协助人民政府和有关部门加强消防宣传教育；对老年人、未成年人、残疾人等开展有针对性的消防宣传教育，加强消防安全帮扶。"

4. 原文　未对消防安全相关从业人员职业防护做出要求，可能因为职业防护不到位导致消防安全相关从业人员以及志愿服务人员出现人身安全风险。

修改后：新增内容"第五条（五）落实消防安全从业人员及志愿服务人员的职业防护措施。"

5. 原文："第二十一条　物业服务企业在高层住宅物业管理中应当履行下列责任：

（二）制定并落实服务区域的消防安全制度、操作规程，实行逐级消防安全责任制和岗位消防安全责任制，根据需要组建志愿消防队。"

修改建议：责任不够明晰，可能造成消防安全管理混乱，容易形成安全风险。建议提供物业服务的责任主体，补充落实消防安全责任，制定消防安全制度，拟订年度消防安全工作计划和组织保障方案；明确具体部门或者人员负责消防安全管理工作。并在建筑显著位置公示负责整栋建筑的消防安全管理工作负责人姓名、联系方式和消防安全管理职责等内容。

修改后："第十六条　接受委托的高层住宅建筑的物业服务企业应当依法履行下列消防安全职责：

（一）落实消防安全责任，制定消防安全制度，拟订年度消防安全工作计划和组织保障方案；

（二）明确具体部门或者人员负责消防安全管理工作；"

6. 原文　"第二十二条　业主或物业使用人应当按照有关规定履行下列高层住宅物业消防安全义务：

（一）遵守临时管理规约或管理规约约定的消防安全事项，执行业主大会和业主委员会作出的有关消防安全管理工作的决定。

（二）按照不动产权属证书载明的用途使用物业。

（三）配合物业服务企业做好高层住宅物业的消防安全工作。

（四）按照规定承担消防设施、器材的维修、更新、添置的相关费用。

（五）做好自用房屋、自用设备和场地的防火安全工作，及时排查、整改火灾隐患。

（六）装饰、装修房屋时，按照国家消防技术标准和管理规定，安装、使用电器产品、燃气用具，以及按规定设计、敷设管线。

（七）在规划或指定区域停放机动车辆或非机动车辆。

（八）发生火灾后，在确保人身安全的前提下，保护火灾现场，配合有关部门开展火灾原因调查。

（九）对孤寡老人、残疾人、瘫痪患者及未成年人等被监护人员落实必要的防火安全保护措施。

（十）参加协助相关部门举行的消防疏散逃生演练。

（十一）法律、法规、规章规定的其他消防安全义务。"

修改意见：消防安全义务所涵盖内容不够完善，容易形成安全漏洞。建议对于业主和使用人，增加维护消防安全，保护消防设施，预防火灾，报告火警，成年人参加有组织的灭火工作等内容。

修改后："第十四条 高层公共建筑的业主、使用人应当履行下列消防安全职责：

（一）遵守消防法律法规，建立和落实消防安全管理制度；

（二）明确消防安全管理机构或者消防安全管理人员；

（三）组织开展防火巡查、检查，及时消除火灾隐患；

（四）确保疏散通道、安全出口、消防车通道畅通；

（五）对消防设施、器材进行检测、维护保养，确保完好有效；

（六）组织消防宣传教育培训，制定灭火和应急疏散预案，定期组织消防演练；

（七）按照规定建立微型消防站等消防组织；

（八）法律法规、规章规定的其他消防安全职责。

委托物业服务企业、消防技术服务机构等专业服务单位，或者明确统一管理人实施消防安全管理的，物业服务企业或者统一管理人应当按照约定履行前款规定的消防安全职责，业主、使用人应当督促并配合物业服务企业、消防技术服务机构等专业服务单位或者统一管理人做好消防安全工作。"

（**撰稿** 张菊英 吕战胜；**审核** 王建勋）

专家点评

电动自行车的使用及其管理越来越成为广大群众关注的焦点，显然它与群众的人身安全和健康息息相关，为此金昌市制定了《电动自行车消防安全管理办法》，具有一定的超前性和示范效应，影响深远。同时，住宅消防安全与群众工作和生活等关系密切，因此对当地起草的《电动自行车消防安全管理办法》以及《高层住宅物业消防安全管理办法》一并进行健康影响评价十分必要，也具有较大的实用价值。

金昌市对以上有关管理办法的两个文件进行了客观、全面的健康影响评价，具有一定的引领作用。一是评估专家组设置合理，筛选了来自公共卫生、住建、交通、安全生产等领域的7名专家以及3名来自物业、交通安全管理方面的人大代表、政协委员等列席代表共同组成；二是评估方式多样，专家组对"办法一"和"办法二"进行了分析研判，采取了文件研究、实地调研、现场讨论等方式进行了评估；三是评估结果翔实，对两个管理办法的文件分别提出了8条建设性的修改意见和建议；四是评估结果的反馈积极，16条建议共有14条得到了采纳，充分反映了本次评估评价的效果。

（**点评** 孙 桐）

临海市崇文学校新建项目的健康影响评价

摘要　随着二孩开放政策的实施，学龄儿童呈快速增长趋势，临海市大洋街道现有的四所小学远不能满足该街道基础教育的需要，临海市委、市政府决定新建临海市崇文学校。由5位专家组成的专家组对该项目实施了健康影响评价，该项目涉及的健康决定因素主要包括公共服务、行为因素、环境因素等方面。专家组认为对改善社区小学教育资源、零售业、教师就业、文化氛围、生活环境等方面有积极影响；同时对交通安全、噪声、公共安全等可能造成相关人群健康状况消极影响的因素，建议采取相应措施预防或者减轻不良健康影响。最终，专家组提出的4条建议，3条全部采纳，1条部分采纳。

一、背景

自党的十八大以来，临海市实施了中小学布局优化行动、义务教育标准化建设行动、学前教育第二轮三年行动等一系列行动方案。大洋街道作为临海城市新城区建设的主阵地，社会和经济不断快速发展，辖区内人口快速集聚。并且随着二孩开放政策的实施，辖区内学龄儿童呈快速增长趋势，现有的四所小学远不能满足该街道基础教育的需要。为全面贯彻党的教育方针，坚持以人为本的发展理念，着力解决二孩政策放开和城市化进程不断加速形成的学龄儿童人口持续增加的压力，优化临海市新城区学校规划与布局，确保辖区内基础教育资源持续有效供给，满足人民群众对基础教育资源实际需求，临海市委、市政府决定新建临海市崇文学校，切实解决周边大批居住小区的适龄儿童"上学难"问题，解决教育资源分配问题，使更多的儿童能就近入学。

临海市大洋街道区域面积42.5平方公里，下辖25个行政村和10个社区，现有常住人口4.8万人，外来流动人口4万多人。街道内现有4所小学，即大洋小学南校区、大洋小学北校区、托阳小学及回归小学。托阳小学坐落于六一小学，服务于原塘里办事处十二个行政村及在该辖区内新建的社区。回归小学坐落于大洋街道开石村，服务于开石等三个行政村及该辖区内新建的社区、企业。大洋小学南校区和大洋小学北校区主要服务于老城区。随着社会和经济的快速发展，新城区的建设推动着本辖区人口的快速集聚，且随着二孩政策放开，本学区学龄儿童将呈快速增长趋势，现有的四所小学远不能满足本街道基础教育的需要。为此，临海市委、市政府决定新建临海市崇文学校，并将此工程列为临海市重点建设项目（以下简称"项目"）。

本项目选址于原吉利汽车厂区块，该区块可出让土地面积约800亩（1亩≈666.7平方米），估算可建商住用房建筑面积约120万平方米，目前项目周边已有房产项目，为配合区块的开发建设，必须要有完善的教育基础设施来支撑。项目建成投入使用后，将辐射周边寺平路商住小区、林桥小区、丁家洋小区、学府家园、望湖小区、新桥头小区、金基府尚等小区。为全力加快临海市教育现代化进程，本项目是临海市中小学（幼儿园）布局项目中的大洋小学共七个分校的组成部分，将切实解决周边大批居住小区的适龄儿童"上学难"问题，解决教育资源分配问题，使更多的儿童能就近入学。

根据临海市政府《推进健康临海行动的实施意见》和2021年市发展改革局对重特大工程项目健康影响评价的筛选，项目申报单位临海市城发集团、临海市大洋建设投资有限公司及临海市委市政府健康临海建设领导小组办公室（市健康办）委托第三方评估机构组建专家组对本项目进行健康影响评价。

二、实施过程

（一）组建专家组

根据项目所涉及的领域，第三方评估机构从临海市健康影响评价专家库中，选取来自环境保护、预防医学、安全工程、职业卫生、健康教育与健康促进等领域的5名专家组成健康影响评价专家组。

（二）筛选

专家组参考健康决定因素清单，对照筛选清单栏目，进行快速筛选评估，认为该项目对相关人群健康发展存在潜在影响，需要进行健康影响评价，筛选结果见表2-20。

▼ 表2-20　项目健康影响评价筛选结果汇总

问题	专家意见		
	是	不知道	否
1.该政策是否可能对健康产生消极影响？	4/5		1/5
2.该政策是否可能对健康产生积极影响？	5/5		
3.潜在的消极或积极健康影响是否会波及很多人？（包括目前和将来）	5/5		
4.潜在消极健康影响是否会造成死亡、伤残或入院风险？	3/5	1/5	1/5
5.对于残疾人群、流动人口、贫困人口等弱势群体而言，潜在的消极健康影响是否会对其造成更为严重的后果？	5/5		
6.该政策对经济社会发展有较大影响？	5/5		
7.该政策对公众的利益有较大影响？	5/5		
8.该政策是否会成为公众或社会关注的焦点？	4/5	1/5	
是否进行健康影响评价	☑是5/5　　□否		

注：4/5是指5位专家中，有4位选择此项。

（三）分析评估

1.分析评估的第一阶段通过现场会议的形式进行，由专家各自对照健康决定因素清单，逐段阅读项目申请报告，梳理项目所涉及的健康决定因素清单、描述可能产生的健康影响及修改建议。

2.分析评估的第二阶段为资料再收集和整理阶段，采用定性与定量相结合方法完成。

（1）文献研究：通过文献检索，搜集有关人群生存状况、健康状况、发展需求等内容，进行归纳整理，以此对该项目进一步优化提出建设性建议。

（2）利益相关群体的定性访谈：对不同小学的学生、教师、家长以及周边人群代表进行访谈，获取利益相关群体的健康相关诉求。

（3）同建设方交流沟通，了解建设方的建设方案。

3.分析评估的第三阶段是评估专家组基于文献分析及定性访谈分析结果，对项目所涉及的健康决定因素、可能产生的健康影响及修改建议进行再一次梳理和确认并形成专家组意见（表2-21）。

▼ 表2-21　健康影响评价结果采纳情况反馈表

名称	临海市崇文学校新建项目				
类别/用途	重大工程项目				
报送部门	临海市发展改革局、临海市城发集团				
备案部门	临海市健康办				
健康影响评价意见采纳情况					
序号	原政策条款	可能存在的问题	修改建议	采纳使用情况	
				采纳	不采纳（理由）
1	未考虑上下学交通安全问题	上下学易导致学校周边道路交通堵塞、学校门口交通失控，增加交通事故发生率	在校内增设学生接送专用立体停车场，同时优化学校周边道路规划和设计	√（部分采纳）	周边道路规划较难调整，交警大队将安排相关人员于早晚高峰在校门口开展执勤，保障道路畅通、有序
2			在校园周边划分"即停即走"区域，设置栏杆、推行区、禁停区等	√	
3	项目方案中缺少建设施工过程中有效的降噪方案	建设施工过程中的噪声对周边居民造成影响	施工期应采取相应降噪措施并避免周边居民休息阶段施工	√	
4	项目运营过程中，可能产生的噪声，如何处理不清晰	学校建成后广播等的噪声、接送学生高峰期，车辆人群的噪声等均对周边居民造成影响	学校建成后可利用学校定向广播系统控制广播音量以及安排有序的上下学错峰接送	√（交给校方）	
共1页　第1页					
起草部门：临海市城发集团		联系电话：			
起草部门签章：					
			提交日期：		
备案人（签字）：		备案日期：			

（四）报告与建议

关于本项目的健康影响评价，结果如下。

1.该项目实施对改善社区周边小学教育资源、零售业的提升、教师就业、文化氛围、生活环境等方面都具有较大的正向促进作用。

2.项目可能存在着一些消极影响，表现在交通安全、噪声和公共安全等方面的因素可能造成相关人群健康状况受影响。针对项目建设中的实际情况及上述健康消极影响因素，应采取相应措施消除或者减轻不良健康影响，实现协调发展，提升工程品质。

3.项目潜在消极影响的描述和相应建议

（1）由于项目周边有多个住宅小区，交通流量较大，项目建成后上下学期间人流、车流会急剧增加，易导致学校周边道路交通堵塞，仅仅通过道路规划和设计可能无法有效疏通，易增加交通事故发生率。

建议：①在校内增设学生接送专用立体停车场，同时优化学校周边道路规划和设计。②在校园周边划分"即停即走"区域，设置栏杆、推行区、禁停区等。交警大队可安排相关人员于早晚高峰在校门口开展执勤，负责校门口安全综合管理，指挥车辆停放、行人过街、学生上下车等，保障道路畅通、有序。

（2）项目方案中缺少建设施工过程中有效的降噪方案，建设施工过程中的噪声，以及学校建成后广播等的噪声、接送学生高峰期车辆人群的噪声等均会对周边居民造成影响。

建议：①工程施工期间，施工单位应提供科学合理的施工方案，合理安排施工时间，避免周边居民休息阶段施工。并根据情况设立隔声屏障等降噪措施，将高噪声设备与噪声敏感区隔开；合理设置高噪声施工操作位置，使其远离噪声敏感区。②学校建成后可利用学校定向广播系统控制广播音量以及安排有序的上下学错峰接送。

（五）评估结果备案和使用

健康影响评价专家组形成"临海市崇文学校新建项目"健康影响评价的报告和建议（表2-21），提交临海市健康办备案，并由其转交临海市发展改革局，供决策参考。

临海市发展改革局全部采纳健康影响评价建议，并将其建议纳入"临海市崇文学校新建项目"建设前的整改措施。项目申报单位采纳了3条，另1条转至校方在运营期间进行调整（表2-21）。

（六）监测评估

1.在该项目实施过程中，由第三方评估机构和市长热线等社会组织机构进行了监测评估：①建设期间设置了隔音墙、限定了开工时间，噪声、环境卫生等情况未接到群众举报，未影响周边居民生活；②增设了空中操场，将平底运动场架高、下方建停车场，确保人车分流、缓解上下学高峰时期交通压力；③均按照国家要求进行主体施工和装修。

2.项目主体完成之后，市健康办会同第三方评估机构进行了回头看：①评价意见执行情况较好，参与专家查看现场和台账，学校建筑设计、学校卫生均按相关国家标准、省级规定、地方规章等要求实施；②运动场和停车场均按照要求建设，确保能达到缓解交通压力的预期效果。

3.建设完成后（2022年12月14日）第三方评估机构补充建议：

上学和放学期间，车流量较大、人员流动复杂，因立体停车场在校内，如果有不法分子趁机进入校园，可能带来严重的公共安全隐患。

建议：严格规划学生接送区域，引导学生、家长单向进入指定接待区。

4.本次健康影响评价是2021年完成，因评价建议的产生和采纳获得了较好效果，其他学校建设项目参考调整了停车规划，如临海小学东校区学校投资3.5亿元可容纳1620个学位，设计地上建筑五层，共七栋楼，地下为架空半地下室机动车停车场停车位156个。人车分流，家长由车库或广场进入地下停车场的家长等候区，学生可以不出校门，直接由校内庭院下楼至学生等候区完成接送，保障上下学高峰学生和车辆的安全。

（撰稿 黄默也 唐宇明；审核 王建勋）

专家点评

临海市崇文学校新建工程是促进临海市教育事业发展的重大民生项目。项目申报单位临海市大洋建设投资有限公司及临海卫生健康局委托第三方评估机构成立专家组对本项目进行了健康影响评价。评估机构根据项目所涉及的领域，按照"2+X"模式，选定了来自环境保护、预防医学、安全工程、职业卫生、健康教育与健康促进等领域的5名专家组成专家组，按健康影响评价标准化流程对政策进行了评价。

本案例介绍了临海市崇文学校新建项目的健康影响评价的实施过程，包括组建专家组、筛选、分析评估、报告和建议、评价结果备案和使用以及监测评估。案例完整展示了临海市开展公共政策（重大工程项目）健康影响评价的基本流程，可为未来本市或者其他地区政策文件以及工程项目的健康影响评价提供借鉴。

教育问题越来越成为广大群众关注的焦点，该工程项目的实施与人民群众对基础教育资源实际需求息息相关，因此对该项目进行健康影响评价十分必要，也具有较大的实用价值。临海市对临海市崇文学校新建项目这一重大工程项目进行了规范、客观、全面的健康影响评价，具有一定的引领作用。一是评估专家组设置合理，筛选了环境保护、预防医学、安全工程、职业卫生、健康教育与健康促进等领域的5名专家；二是评估方式多样，专家组对项目进行了分析研判，采取了文件研究、定性访谈、同建设方交流沟通，了解建设方的建设方案等方式进行了评估；三是评估结果翔实，对项目提出了4条建设性的修改意见和建议；四是评估结果的反馈积极，4条建议中3条被采纳，1条转至校方在运营期间进行调整，充分反映了本次评估评价的效果。

（点评 张 萌 施 敏）

常山县人民医院感染病区扩建工程的健康影响评价

摘要 常山县人民医院感染病区扩建工程将进一步完善常山县重大疫情防控体制机制，健全县域公共卫生应急管理体系，提高全县感染性疾病诊疗和感染控制水平，改善医疗条件，对控制传染病传播、提高传染病治疗和预防水平具有十分重要的意义。由11位专家组建专家组对项目实施健康影响评价，该项目涉及的健康决定因素包括公共服务、个人行为、环境三个方面。专家组共提出16条建议，认为积极影响包括提高全县感染性疾病诊疗和感染控制水平、改善医疗条件，对控制传染病传播、提高传染病治疗和预防水平有重要意义；针对该项目实施过程中的消极影响，专家组建议制定相应的空气净化管理制度，建立和完善突发环境事件的应急机制，设置全自动的污水处理方式，设置医疗废弃物单独暂存间。最终，专家组的16条建议被全部采纳。

一、背景

常山县人民医院感染病区扩建工程设计的指导思想贯彻了"一定要总体规划，合理布局，争取实现医疗区、保障区、生活区、活动区分开，绿化、美化、净化、亮化的新型医疗单位"的指示精神，设计体现先进、实用、经济、美观，便于管理的设计思想，充分考虑病房楼的合理流程和着眼医院发展的需要，尽量做到功能齐全、设备配套、系统完善、气体管道化、通信现代化、管理智能化。该项目建成后还将进一步完善常山县重大疫情防控体制机制，健全县域公共卫生应急管理体系，提高全县感染性疾病诊疗和感染控制水平，改善医疗条件，对控制传染病传播、提高传染病治疗和预防水平具有十分重要的意义。

常山县人民医院感染病区扩建工程项目的开展得到了社区、居民、政府的大力支持，能够更好地完善县人民医院硬件设施，提升传染病防治服务能力，满足人民群众对优质医疗服务的需求。该楼建成后将成为常山一座现代化、智能化，造型优美，色彩协调，布局合理，功能齐全的传染病综合大楼。但在项目设计、建设和营运期可能存在着噪声、废物处理、安全等可能影响人群健康的隐患，为了减少或消除隐患带来的不良影响，县卫生健康局委托杭州师范大学公共卫生学院团队对该项目进行了健康影响评价。

二、专家组的组建

选定了来自杭州师范大学公共卫生学院和常山县卫生健康局、县卫生监督所、县疾病预防与控制中心、县交通局、县人民医院、市生态环境局常山分局、承建单位、环评报告出具方、工程设计方共计11名专家组成健康影响评价专家组。

三、实施过程

（一）部门初筛和提交登记

由于本项目是县卫生健康局选定的健康影响评价项目，故省略部门初筛环节，由常山县人民医院向县卫生健康局申请项目健康影响评价。

（二）专家组筛选

按照健康决定因素清单，11位评价专家按照筛选清单进行筛选，确定对常山县人民医院感染病区扩建工程进行健康影响评价。专家组的筛选意见见表2-22、表2-23。

▼ 表2-22　常山县人民医院感染病区扩建工程健康影响评价筛选结果

问题	回答		
	是	不知道	否
该文件（政策）是否可能对健康或健康的决定因素产生消极影响？	7/11	0/11	4/11
该文件（政策）是否可能对健康或健康的决定因素产生积极影响？	11/11	0/11	0/11
潜在的消极或积极影响是否会波及很多人？（包括目前和将来）	8/11	3/11	0/11
潜在的消极影响是否会造成死亡、伤残或入院风险？	5/11	2/11	4/11
对于残疾人群、流动人口、低社会阶层、儿童、老年人、精神病患者、下岗职工等弱势群体而言，潜在的消极影响是否会对其造成更为严重的后果？	6/11	1/11	4/11
该文件（政策）对经济社会发展是否有影响？	9/11	1/11	1/11
该文件（政策）对公众的利益是否有影响？	10/11	0/11	1/11
该文件（政策）是否会成为公众或社会关注的焦点？	10/11	1/11	0/11
是否进行健康影响评价	☑是 11　　□否		

注：例如6/11是指11位专家中，有6位选择此项。

▼ 表2-23　健康影响评价专家筛选意见汇总表

项目名称	常山县人民医院感染病区扩建工程
项目业主单位	常山县人民医院
报送部门单位	常山县卫生健康局
专家评议组意见汇总： 　　常山县人民医院感染病区扩建工程项目的开展得到了当地居民、政府等各级人员的大力支持。感染病区的扩建能够提高全县感染性疾病诊疗和感染控制水平，改善医疗条件，对控制传染病传播、提高传染病治疗和预防水平具有十分重要的意义。 　　在项目规划的制定中要以人为本，融入健康元素，保护人民群众的各项权益。实施中应完善县人民医院硬件设施，提升传染病防治服务能力，满足人民群众对优质医疗服务的需求。为了更好地调整优化医疗资源布局，提高全县感染性疾病诊疗和感染控制水平，减少或消除感染病区扩建带来的不良影响，有必要对其进行健康影响评价。	
评议组组长： 参与评议专家及成员： 　　　　　　　　　　　　　　　　　　　　　　　　日期：2022年6月21日	

续表

投票结果统计				
参与人数	投票结果			结论：是否开展健康影响评价（　　）
	同意	反对	弃权	
11	11	0	0	是√　　　　否

（三）实施技术评估

1. 评估分析方法

（1）系统文献回顾。查阅国家、省市级政府在医疗卫生服务业方面的政策文件，知悉常山县现有医疗卫生资源分布的地理环境、人口分布。通过文献检索，熟悉医院建筑的要点和其他地区已有的医院建筑问题、医疗卫生及应急措施，以对该项目提出优化建议。

（2）利益相关者调查。对常山县人民医院的医务人员、门诊及住院患者等利益相关者展开对现有感染病区环境建设满意度调查，了解其对县人民医院现有感染病区门诊部和住院区环境建设的满意度及认为存在的不足之处，同时获得运营期健康影响评价的基线数据。对一期建筑周边医院工作人员进行问卷调查（周围没有居民区），了解建设期对他们的生活、生产和健康造成的影响。

（3）专家专题小组会议。健康影响评价专家组结合项目资料，预估和描述该项目对健康决定因素、人群健康和健康公平产生的影响。

2. 具体评价结果

（1）专家组意见：健康影响评价专家组结合项目可行性报告编制背景，相关资料以及可能涉及人群的现状资料，采用定性的方法进行初步分析，识别涉及的健康决定因素，预估和描述项目所产生的对人群健康和健康公平影响，从维护和促进人群健康的角度提出修改建议，形成表2-24。

（2）利益相关者满意度分析：对常山县人民医院的职工、门诊及住院患者和建筑周边医务人员从现有院区环境、周边环境、基础服务设施和工程工地噪声扬尘等方面开展满意度调查。

1）医院职工对现有病区环境满意度分析：本次研究共调查44名常山县人民医院职工，问卷有效回收率100%。其中包括7名临床医生，12名护理人员，4名辅助科室人员，3名公共卫生医师以及18名其他工作人员。女性占63.6%，30岁以下占50%，工作年限在5年及以下占54.4%。结果显示，50%以上医院职工对现有感染病区的空气质量、空间布局和室内装饰表示非常满意；40%~50%的职工对病区内光照、温度、智能化设置、生活设施、通勤时间及周边社会环境等表示非常满意；对于医院的公共停车位，38.6%的职工表示非常满意，36.4%表示较满意；34.1%的职工对病区内噪声非常满意，38.6%的职工认为病区内隔音情况比较好。总体来看，职工对病区环境总体满意度较高，非常满意占45.5%，比较满意占38.6%。

2）住院患者对现有病区环境满意度分析：本次研究共调查64名住院患者，问卷有效回收率为100%。女性占56.2%，农业户口占54.7%，本地人口占90.6%。结果显示，50%以上的患者对病区内设施设备、科室布局、空气质量及意见反馈回应情况表示非常满意；40%以上患者对病区内基础服务设施、植物景观、意见反馈途径等表示非常满意；35%以上的患者对生活服务设施与病房噪声方面很满意；82.9%的患者对医院周边整体的社会环

▼ 表2-24　常山县人民医院感染病区扩建工程健康影响评价分析表（专家组汇总）

序号	文件（项目）	对应的健康决定因素	描述潜在的健康影响	提出的项目修改建议
1	第一章 建筑设计说明 十、立面造型及材料设计	环境因素/心理健康	装修风格会影响患者的情绪	建议在传染病区装修时采用暖色调，让患者有放松舒适的心情
2	第六章 生态环境及卫生设计	公共服务/治安/安全保障和应急响应	目前已有医院污水处理池，但是没有突发环境事故的应急预案	建立和完善突发环境事件的应急机制，事故处理达标后进行排放
3	第六章 生态环境及卫生设计 二、建筑环境保护 （五）水环境保护	环境因素/空气质量；生物病媒生物；工作，生活和学习/微观环境	目前备用的水源地，在医院下游，水源地往上搬迁五公里，医疗废水可能会对周围环境和人群健康产生负面影响	水源地保护工作很关键，事关群众的生命安全。要做好污水的处理，污水防渗，避免污水渗入到土壤中去，禁止直排常山港
4	第六章 生态环境及卫生设计 二、建筑环境保护 （六）废气排放	环境因素/空气质量；生物病媒生物；工作，生活和学习/微观环境	如果房间内存在空气传播性疾病的致病病菌，很有可能通过此空调系统造成交叉污染	须保证空调的空气不会串流，确保其流向从清洁区到潜在污染区再到污染区
5	第六章 生态环境及卫生设计 二、建筑环境保护 （九）感染的控制	环境因素/病媒生物	考虑到三区两通道没有考虑到防疫，医院感染区域是相对来说感染风险比较高的区域，如果不加强敌虫等四害开展敌虫等媒介微生物性的风险	建议安装全封闭的所隔离的纱门纱窗，建议把病媒微生物防治工作纳入病区项目一并统筹考虑
6	第六章 生态环境及卫生设计 二、建筑环境保护	环境因素/废物处理	医疗废弃物如处理不当，会成为医院感染和社会环境公害公害，更严重可成为疾病流行的源头	保证物理隔断；医疗废弃物设置单独暂存间，与其他区分隔开
7	第六章 生态环境及卫生设计 二、建筑环境保护	环境因素/废物处理	医疗废物可能会引起疾病的传播	医疗废物处置的流程建议可监控可追溯，储藏间的废物的处理，有记录可追溯
8	第六章 生态环境及卫生设计 （十）危险废物的处理	环境因素/废物处理	医疗废物含有大量传染性病原体，危害性明显高于普通生活垃圾，若管理不严或处置不当，极易成为传播毒害病毒的源头，造成疫情的扩散	医疗废弃物的处理通道以及使用的电梯要单独设置
9	第六章 生态环境及卫生设计 二、建筑环境保护及修复 （十一）生态环境保护及修复	环境因素/绿化环境	感染病区的传染病患者有潜在的空气传播风险	建议适当增加感染楼周边乔木灌木绿植的比例，绿化能净化空气，减少噪声
10	第六章 生态环境及卫生设计 三、给排水环保设计	环境因素/废物处理	规划建设没有强调医院废水的排放还是非全自动	建议设置全自动，人工处理废水的排放的时间、药剂量有误差

续表

序号	文件（项目）	对应的健康决定因素	描述潜在的健康影响	提出的项目修改建议
11		环境因素/职业防护和健康管理；职业危害因素	在感染病区的日常诊疗中医务人员有感染风险	感染区医务人员应接受系统的职业防护培训，养成良好的手卫生习惯，将接触传播的风险降到最低
12		个人/行为因素	感染楼新建建成以后，周围居民可能会因感染病区建立的认知不足产生焦虑情绪	建议宣传项目意义和所采取的减少对周围居民健康影响的措施
13	建议补充条款	公共服务因素/交通运输	感染病区的工程建设可能会给交通造成不便	建议处理好罗汉山项目工地的交通安全问题
14		公共服务因素/交通运输	施工期间占用非机动车道，影响非机动车的通行安全	机动车道与非机动车道分道行驶，建议在占用道路的前后的安全距离处设置警示标识
15		环境因素/其他	感染病区建成后和路边距离过近，对道路通行人员造成一定影响	注意做好医院和道路的隔断措施
16		公共服务因素/医疗卫生服务	设备管理人员是否有风险评估意识，医疗设备是否安全	经常对医疗、科研环境及设备进行各个运行位置进行安全评估，在设备操作人员的积极配合下，及早发现、排除设备的安全隐患

境持满意态度。

3）门诊患者对现有病区环境满意度分析：本次研究共调查62名门诊患者，问卷有效回收率为100%。女性占64.5%，农业户口占35.5%，非农业户口占38.7%；本地户口占85.5%。结果显示，大部分患者（92.0%）对门诊大厅的环境表示非常满意或比较满意；74.2%的患者对门诊就诊的停车表示比较拥挤，66.1%的患者希望增设停车位；64.5%的患者认为从门诊大厅到各科室的距离适中，而27.4%的患者则表示距离过长；超过80%的患者认为导医台、咨询处等位置设置合理，能有效指导患者从门诊大厅前往各科室；75%以上的患者认为门诊挂号窗口、门诊大厅座椅、公共卫生间等设施数量适中，能满足自身需求；就发热门诊的设施设备和功能布局来看，65%以上的患者表示满意；30.6%的患者表示比较满意，29.1%则表示非常满意；门诊楼的总体满意度中，38.7%的患者表示比较满意，33.9%的患者表示非常满意。

4）建筑周边医务人员扬尘噪声可接受程度分析：因扩建地区周边均为空地，对居民并无影响，研究共调查26名常山县人民医院医务人员，问卷有效回收率为100%。女性占69.2%，城市户口占比57.7%，本地户口占80.8%。结果显示，73.1%的医务人员表示难以接受夜间施工；50%的医务人员认为目前施工噪声影响了自己的生活，57.7%认为噪声对自己的情绪产生了负面影响，53.8%表示噪声影响到自己的谈话交流、学习思考，医务人员认为噪声影响最大的时段集中于睡觉前（31.6%）和早上7~8点（26.3%）；80%以上的医务人员认为最难以忍受的噪声前三为打桩噪声（29.3%）、切割钢筋噪声（22.4%）和金属碰撞噪声（19.0%）；73.1%的医务人员希望周末不施工。

对于施工扬尘，受访者认为土方开发与建筑物拆除阶段是扬尘产生的主要环节，渣土车抛洒滴漏和保洁措施不到位是产生扬尘的主要原因，可以采取工地湿作业法洒水降尘、车辆出入口强制洗车等措施有效减少扬尘，减少灰尘，避免诱发呼吸道疾病；部分受访者认为目前施工仍存在扬尘防控落实不到位、有关部门监管不到位的情况，希望未来在扬尘防治工作管理上政府能出台针对性的扬尘防治相关规定，倡导绿色施工建设项目环境监理制度，督促建筑工地全面落实"七个100%"控尘措施。

（四）报告与建议

评价方在整理汇总各位专家的意见和建议后，形成健康影响评价分析表。县卫生健康局在罗列专家意见的基础上，另形成总体反馈意见，如下：

1.常山县人民医院感染病区扩建工程项目可行性报告内容较翔实，立体化地呈现了未来县人民医院感染病区的布局，整体符合医院建筑的要求和医院的发展定位。

2.涉及的健康决定因素包括公共服务（治安/安全保障和应急响应、交通运输、医疗卫生服务），个人/行为因素，环境因素（水质量；土壤质量；空气质量；噪声；废物处理；绿化环境；病媒生物；工作、生活和学习微观环境）。

3.常山县人民医院感染病区扩建工程健康影响主要表现如下：

（1）积极影响：常山县城市化建设进程的快速推进提高了全县感染性疾病诊疗和感染控制水平、改善了医疗条件，对控制传染病传播、提高传染病治疗和预防水平有重要意义。

（2）可能存在的消极影响：①传染病区的扩建对周围居民的生活环境造成一定影响。②医院设有医院污水处理池，但是忽略了事故应急池的建设，事故应急池大小的设计依据是根据排放总量来设计的，有效储存量要满足24小时污水排放量。③该项目扩建产生的医疗废物可能会成为疾病流行的源头。④医院强调污水的处理达标以后按规定排放，但是没有说明污水的排放是自动还是非自动。

4.针对上述消极影响，专家组提出以下建议：

（1）建议医院应根据空气净化与消毒相关法律、法规和标准的规定，结合医院实际情况，制定相应的空气净化管理制度，并组织实施。

（2）建立和完善突发环境事件的应急机制，建设事故应急池，处理达标后进行排放。

（3）保证物理隔断；医疗废弃物与病区分隔，设置单独暂存间。

（4）建议设置全自动的污水处理方式。

（5）加强施工工地的管理。

（五）评估结果使用

常山县卫生健康局将项目健康影响评价意见反馈至常山县人民医院及建设施工单位，专家组提出的16条建议被全部采纳。

（**撰稿**　宋丽媛　曾红祥　刘樱子；**审核**　王建勋）

专家点评

常山县人民医院感染病区扩建将进一步完善常山县重大疫情防控体制机制，提高全县感染性疾病诊疗和感染控制水平、改善医疗条件，满足人民群众对优质医疗服务的需求。常山县人民医院感染病区扩建工程对人群健康有着十分重要的意义，有必要对其进行健康影响评价。

常山县卫生健康局对常山县人民医院感染病区扩建工程进行了规范、客观、全面的健康影响评价，具有一定的引领作用。一是评估专家组设置合理，筛选了来自杭州师范大学公共卫生学院和常山县卫生健康局、县卫生监督所、县疾病预防与控制中心、县交通局、县人民医院、市生态环境局常山分局、承建单位、环评报告、工程设计等领域的11名专家；二是评估方式多样，采取了文件研究、实地调研和现场讨论等方式进行了评估；三是评估结果翔实，对常山县人民医院感染病区扩建工程提出了16条建设性的修改意见和建议；四是评估结果的反馈积极，16条建议全部得到采纳，充分反映了本次评价效果。

（**点评**　张　萌　施　敏）

《临安区体育文体会展中心最后一公里体验区环境提升方案》建设期的健康影响评价

摘要　《临安区体育文体会展中心最后一公里体验区环境提升方案》建设期健康影响评价使用文本分析法、实证评价法和空间可视化评价法，基于现场考察、专家组讨论、利益相关者分析和评价效果分析等流程，对该项目设计期健康影响评价意见和建议的落实情况、完成度情况进行了分析与评价。本次评价认为，该项目设计期的修改建议已经得到了基本落实，各个项目的完成度较高，亚运要素及健康要素有机地融入了建设的各个项目中并得到反映。专家组针对现场考察后提出了主要出入口及亚运相关的交通配置、健康教育需要融合在居民的日常生活中、将亚运文化产品与健康结合有助于提升临安的知名度、对设计期－建设期－运营期进行系统化展示四项新建议，在与多个职能部门沟通反馈过程中得到解释并形成了建设期健康影响评价报告。

一、背景

亚运会是杭州城市发展的重要历史机遇，办好亚运，不但事关杭州城市综合能级与国际竞争力的整体提升，而且对于全面真实立体展示新时代中国特色社会主义制度优越性有重要意义。杭州市临安区体育文体会展中心最后一公里体验区是展示临安特色、凸显临安优势的重要项目，把"最后一公里"体验区建设成为基础设施完善、公共服务健全、环境品质优美、人文气息浓郁、健康元素嵌入的先行示范区是临安建设共同富裕示范区的重要路径。

通过"临安区体育文体会展中心最后一公里体验区"的建设，有助于满足人民群众多样化、多层次的健康需求，是全面小康的题中应有之义。全民健康是国之大计，是国家重要战略，不仅涉及医疗卫生体系，还涉及资金投入、基础设施、生态环境、社会管理等各项工作。

临安区坚持把人民健康放在优先发展的战略位置，牢牢把握改革发展新要求和群众健康新需求，全面实施"健康临安"建设，全面深化医疗卫生服务领域"最多跑一次"改革，着力提升全区居民健康素养及卫生健康水平。临安区体育文体会展中心最后一公里体验区的环境提升，有助于临安区居民健康素养的提升和公共服务的可及性达成。2021年11月，临安区卫生健康局组织对《临安区体育文体会展中心最后一公里体验区环境提升方案》设计期进行健康影响评价。2022年8月，临安区卫生健康局再次组织对该项目的建设期进行健康影响评价，以确保项目设计期评价意见的落实，并发现和减缓项目建设期可能产生的健康影响，从而达到项目建设的目的，并推进健康临安建设。

二、专家组的组建

根据《临安区体育文体会展中心最后一公里体验区环境提升方案》的建设期的内容要求，邀请了来自浙江省卫生健康监测与评价中心、杭州市健康城市指导中心、杭州市职业病防治院、杭州师范大学公共卫生学院的健康影响评价相关领域专家组成专家组。临安区住建局、临安区综合行政执法队、新锦集团、项目设计单位相关人员参与讨论。

三、工作流程的确定

《临安区体育文体会展中心最后一公里体验区环境提升方案》的建设期的评价程序为：①设计期健康影响评价回顾；②建设期健康影响评价指标确定；③建设期健康影响评价方法确定；④建设期健康影响评价实施（包含部门初筛、专家组组建、现场考察、专家组讨论、利益相关者讨论、报告与建议、反馈及备案）；⑤建设期健康影响评价效果分析。本项目公共政策健康影响评价建设期的评价程序框图如图2-8所示。

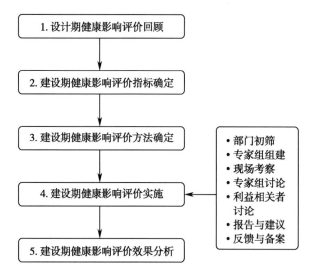

图2-8 本项目公共政策健康影响评价建设期的评价程序框图

四、实施过程

（一）设计期健康影响评价回顾

2021年11月，临安区卫生健康局/临安区健康临安建设领导小组办公室（区健康办）委托于杭州师范大学公共卫生学院健康治理与公共政策协同发展研究中心对《临安区体育文体会展中心最后一公里体验区环境提升方案》进行了设计期健康影响评价。临安区健康办根据"（2+X）模式"，选定了来自社会医学与卫生事业管理、疾病预防与控制、环境卫生与健康、健康服务与管理等领域的5名专家组成健康影响评价小组。

评价专家组提出了包括建议增加例如安全保障全面等类似描述，并且在相关规划环节中体现对公共安全方面的措施；增加提升要素中的"健康氛围"；建议在基本原则中补充健康要素；施工围挡在交叉口范围内可采用格栅、有机玻璃板、凸透镜等方式保障交通参与者的安全视距；建议补充母婴室建设；以运动馆为中心，在周边合适的位置布置银杏叶形状电子屏，实时显示$PM_{2.5}$，PM_{10}，噪声数值；增设必要的扶手和应急救援电话标识；在步道等设施内涉及运动消耗的热量等健康要素等20条修改建议并全部得到了采纳（表2–25）。

（二）建设期健康影响评价指标确定

根据《健康影响评价实施操作手册（2021版）》，确定了建设期健康影响评价指标包括个人/行为因素（含身体活动/静坐生活方式，出行方式，吸烟，饮酒，休闲娱乐活动，生活技能，世界观、人生观和价值观，健康理念和意识），环境因素（含空气质量，水质量，土壤质量，噪声，废物处理，能源的清洁型，绿化环境，工作、生活和学习微观环境，交通安全性，文化娱乐休闲场所和设施，健身场地和设施，基础卫生设施），公共服务因素（含教育、医疗卫生服务，养老服务，残疾人服务，幼儿托管服务，交通运输，文化娱乐休闲服务，治安/安全保障和应急响应），家庭与社区因素（含志愿团体的参与，文化风俗、传统习俗）和就业/住房因素（含职业危害因素，职业防护和健康管理）。

（三）建设期健康影响方法确定

1. 文本分析法

基于专家组讨论的文本进行系统分析，使用Nvivo软件对专家组的文本进行分类梳理，选取核心要素进行归纳与演绎，最终形成专家意见的核心观点及高价值意见。

基于专家组讨论的文本分析法将专家的意见通过时间序列或逻辑路径进行解释，特别是对多专家重复强调形成的建议进行频数汇总，从而把握专家的核心观点，为形成评价报告提供文字实证。

2. 实证评价法

在工程类项目的设计、施工和运营期，对现场进行考察可以获得实地感受，更有效的发现前置环节可能存在的隐患，与文献提供的资料与信息相互补充。特别是在对工程类项目中多个子项目的考察，有助于从系统化的观点判断多个项目之间的关联性与互动性，从整体的角度审视工程类项目健康影响评价的综合效用。对工程类项目流程的现场考察则有助于流程再造。

3. 空间可视化评价法

基于建设期前后对照的空间可视化评价法是通过对确定不同评估内容下的健康风险高聚类区域、健康资源品质和健康要素公平低聚类区域，作为方案优化中需要考虑的重点区域。在评估的基础上将规划区域通过Arcgis的空间聚类分析工具实现可视化评价。

（四）建设期健康影响评价实施

1. 部门初筛

由于本项目为《临安区体育文体会展中心最后一公里体验区环境提升方案》的建设期健康影响评价，承接设计期的健康影响评价，省略"部门初筛"的环节。

2. 专家组组建（详见本文"二、专家组的组建"）

3. 现场考察

根据《临安区体育文体会展中心最后一公里体验区环境提升方案》设计期所提出的建议（表2–25），专家组在现场进行了逐一考察并研判落实情况。

▼ 表2-25 《临安区体育文体会展中心最后一公里体验区环境提升方案》设计期健康影响评价意见及采纳情况

序号	原政策条款	可能存在的问题	修改建议	采纳情况
1	1.1 规划编制背景：把"最后一公里"体验区建设成为基础设施完善、公共服务健全、环境品质优美、人文气息浓郁的先行示范区	"健康融万策"是国家倡导，应纳入背景	把"最后一公里"体验区建设成为基础设施完善、公共服务健全、环境品质优美、人文气息浓郁、健康元素丰富的先行示范区	已采纳
2	2.2 规划目标：打造基础设施完善、公共服务健全、环境品质优美、人文气息浓郁、社会治理有序的先行示范区	未包含公众对安全需求方面的响应，特别是交通安全、公共卫生安全等方面反恐安全等方面	建议增加例如安全保障全面等类似描述，并且在相关规划环节中体现对公共安全方面的措施	已采纳
3	2.3 规划思路	未考虑"健康要素"的纳入	增加提升要素中的"健康氛围"	已采纳
4	2.4 基本原则：系统整合，强化特色，功能优先，突出品质，展示文明，重在体验	在基本原则中未纳入对"健康"考量，不符合"健康入万策"	建议在基本原则中补充健康要素（健康城市、健康社区）	已采纳
5	3.1 提升公共服务设施系统	道路绿化工程应注意不能降低道路交通安全水平；未考虑公共安全与健康类设施	1. 对于可能存在人员穿越的路段应采用绿篱或格栅方式防范过街人员随意穿越道路 2. 交叉口处应注意绿化不能影响交通参与者安全视距 3. 建议根据疫情防控需求设置如无人口罩售卖机、口罩回收专用垃圾桶；以及近期在推广设置的心脏除颤仪（AED）等公共设施	已采纳
6	3.1.2 围墙围挡治整提升	应注意围挡在道路交叉口处采用可通视的措施，避免影响视距引发交通事故	施工围挡在交叉口范围内可采用格栅、有机玻璃板、凸透镜等方式保障交通参与者的安全视距	已采纳
7	3.1.2 公共服务设施系统完善导引——市政设施8~10月花海植物等	城市景观忽视生物多样性可能对城市微环境带来不利影响	1. 建议根据功能选配植物，除传统提倡的草、乔木等要求之外还应重视所种植物在整个生态系统中发挥的作用 2. 山地公园建议增设1:1动物模型，展示临安生物多样性	已采纳
8	3.1.2 提升环卫设施保障水平，适当应用模块化、配式公厕	缺少母婴室等体现对妇女儿童健康、权益的尊重和关怀设备	建议补充母婴室建设	已采纳
9	3.1.2 公共服务设施系统完善导引	市政健康类体验设施停留在美观、排水等常规设施上，缺少健康和本地特色的健康元素	以运动馆为中心，在周边合适的位置布置银杏叶形状显示电子屏，实时显示$PM_{2.5}$、PM_{10}、噪声数值；制定超标后的应对方案	已采纳

续表

序号	原政策条款	可能存在的问题	修改建议	采纳情况
10	3.1.2 公共服务设施系统完善导引：飞翠路外墙环境整治	外墙整治设计应融合临安天目山等自然场景的多样化设计	1.将周边墙体统筹考虑整体规划墙体设计方案；2.树木与竹林的融合不甚安协，建议融合天目山脉图景、野生动物图像展示特色山地文化和生物多样性	已采纳，具体该饰主题和内容后期定时更新
11	3.1.2 公共服务设施系统完善导引：亚运主题公园建设	缺少应急安全设计	增加灯光设置及夜晚安全警示；增设必要的扶手和应急救电话标识	已采纳
12	3.1.2 植入临安文化元素和亚运文化	健康要素和运动要素缺少融合	在步道等设施内涉及运动消耗的热量等健康要素	已采纳
13	3.1.2 无障碍设施	未涉及对脆弱人群的健康关注	要求设计符合现有标准规范，适配杭州老年友好型、孕妇婴儿友好型社会要求，功能完好，使用方便	已采纳
14	3.1.2 公共服务设施系统完善导引	市政设施停留在美观、排水等常规设施上，缺少引导标识和交通查询引导	1.增设医疗服务引导标识标牌；2.增设AED急救设备布置和引导，增加引导标识救援电话	已采纳
15	3.5.2 城乡社区样本展示导引	社区样本展示未纳入健康人健康要素	补充全民健身、全民康养的具体设计内容，增加社区、公园、墙绘等处"运动健康"的宣传标语	已采纳
16	3.6.2 特色商业街区提升——重点举措	缺少在商业区等流量大的地方增设健康知识宣传设施	建议补充	已采纳
17	3.7 打造本土文化展示传承平台	杭州亚运特色建议融合临安文化	建议补充安"老三宝""新三宝"的文化传承更替，树立临安健康文化形象	已采纳
18	全文	道路施工产生扬尘、噪声和沥青烟青较大，对人群存在健康损害；正常运行后车辆较多，产生噪声较大，道路及时清扫，产生扬尘较大	补充施工过程对施工人员、周边居民的健康影响；补充道路正常运行以后，对周边居民的噪声、粉尘影响的控制措施	已采纳
19	全文	官道断头路多，且很多地方未设置官道	补充官道规范建设的要求	已采纳，无障碍设施的要求已涵盖
20	全文	短时间内出现许多外国人，由于风俗习惯可能产生的治安问题，须提前纳入应急管理	项目中补充治安/安全保障和应急响应内容	已采纳

对照《临安区体育文体会展中心最后一公里体验区环境提升方案》设计期健康影响评价形成的修改建议。已有8条修改建议得到完全落实，12条修改建议落实情况良好但仍需继续推进。

4. 专家组讨论

基于专家组现场考察结果，对20条修改建议落实后的健康影响进行重要性评价。评分采用Likert五分量表。重要性评分汇总平均计算：

$$(\text{Score}=\sum(a+\beta\cdots+\delta)/n)$$

基于专家意见的重要性评分汇总，20条修改建议得分均在3分以上，其中有12条修改建议得分在4分以上，代表专家对于以上修改建议的认可度都较高（表2-26）。

在20条修改建议中，修改建议1、5的重要性最高，即"把'最后一公里'体验区建设成为基础设施完善、公共服务健全、环境品质优美、人文气息浓郁、健康元素丰富的先行示范区"（修改建议1）和"对于可能存在人员穿越的路段应采用绿篱或格栅方式防范过街人员随意穿越道路；交叉口处应注意绿化不能影响交通参与者安全视距；建议根据疫情防控需求设置如无人口罩售卖机、口罩回收专用垃圾桶；以及近期在推广设置的心脏除颤仪（AED）等公共设施"（修改建议5）。专家认为将健康融万策纳入亚运建设以及将健康元素列入公共健康服务是该项目建设期的重要考虑。

修改建议10、18的得分较低。即"将周边墙体统筹考虑整体规划墙体设计方案；树木与竹林的融合不甚妥帖，建议融合天目山脉图景、野生动物图像展示特色山地文化和生物多样性"（修改建议10）和"补充施工过程对施工人员、周边居民的健康影响；补充道路正常运行以后，对周边居民的噪声、粉尘影响的控制措施"（修改建议18）。专家认为发挥临安区域特色需要整体融入亚运建设，而后者已常规纳入考虑。

▼ 表2-26　健康影响评价意见重要性评分表

设计期修改建议序号	平均分	设计期修改建议序号	平均分
1	4.57	11	4.28
2	4.43	12	3.57
3	4.28	13	4.28
4	4	14	4.28
5	4.57	15	4.14
6	4.28	16	3.85
7	3.57	17	3.57
8	4	18	3.28
9	3.57	19	3.42
10	3.14	20	4.42

专家组同时对工程/项目的落实完成情况进行评估，逐一勾选项目"已完成""部分完成""未完成"。

根据专家组综合意见，16项修改建议认定为"已完成"，4项修改建议认定为"部分完成"。《临安区体育文体会展中心最后一公里体验区环境提升方案》建设期修改建议综合认定为"已完成"（表2-27）。

▼ 表2-27　健康影响评价完成情况

设计期修改建议序号	完成情况评价	设计期修改建议序号	完成情况评价
1	已完成	11	已完成
2	部分完成	12	已完成
3	已完成	13	已完成
4	已完成	14	部分完成
5	部分完成	15	已完成
6	已完成	16	已完成
7	部分完成	17	已完成
8	已完成	18	已完成
9	已完成	19	已完成
10	部分完成	20	已完成

根据对专家组讨论的文字资料整理并发掘关键要素，发现亚运、临安、健康要素、交通网络、应急管理、公共服务、环境污染、无障碍设施、疫情、公共安全、临安文化、建设规范等词被专家反复使用（图2-9）。

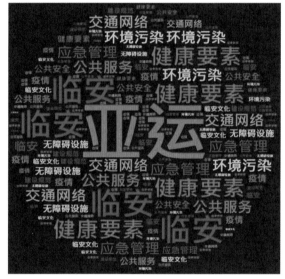

图2-9　专家讨论高频图

5. 利益相关者讨论

经过利益相关者讨论，该项目建设期需推进的内容如下：

（1）关于场馆内心脏除颤仪（AED）等卫生健康相关工具的设置及配置问题。场馆及相关场所的内设设施必须经过亚运会组委会要求进行安排，因为亚运会于2023年举办，现正在陆续推进相关设施的配置工作。

（2）关于场所内医疗服务引导标识标牌以及公共场所控烟等卫生健康宣教问题。场馆及相关场所内设的相关展示受到亚运会品牌方管理，所以需要展示的图片或影音媒体需要通过向亚组委申报及备案后，设计符合亚组委设计标准和设置。

（3）关于预留防疫空间及公共交通接驳问题。由于原计划2022年亚运会为闭环管理，不涉及观赛观众的防疫问题。亚运会在2023年已放开管理，设计关于观赛观众及参赛运动员相关的防疫应对预案以及观赛人员交通管理的预案。

6. 报告与建议

基于现场考察、专家组讨论建议以及利益相关者讨论的内容，确定《临安区体育文体会展中心最后一公里体验区环境提升方案》建设期的修改意见，并完善健康影响评价分析评估表（表2-28）。

7. 反馈及备案

根据报告与建议，经过专家组讨论确定，填写公共政策健康影响评价反馈及备案表。

▼ 表2-28 公共政策健康影响评价分析评估表

| 项目内容 | 对应的健康决定因素 | | 暴露途径 | 公共政策健康影响 | | | 提出的修改建议 |
	分类	具体种类		积极/消极		潜在的健康影响	
道路规划设计	环境，公共服务	交通安全性，交通运输	建设期间新设/改造道路规划及管理		积极	对主要出入口及亚运相关的交通配置，有助于在建设期乃至运营期中根据实际人员数量及交通手段帮助实现交通通行高效及安全性	基于临安区的人口学特征，合理布置公交站点的接驳顺序，尽可能将公交站点的设置规划在15分钟步行圈内。增加地铁口，公交站点等重点出入口的设施配置，公共自行车租赁点、停车点、共享单车集中停放点等要在站点出入口的附近。亚运会办会期间的机动车道、非机动车道尽可能使用绿化或硬隔离进行阻断，提升人员安全性
商业及文化景观设计	个人行为，环境，公共服务	休闲娱乐活动，文化娱乐休闲场所和设施，娱乐休闲服务	建设期间街道及相关商业的改造	积极		健康教育需要融合在居民的日常生活，街道步行区域需要建立较好的步行体验	街区平层建筑的首层立面采用罕门面，提供更多与临安特色相关的细节展示，为亚运周期万至亚后亚运时期临安具体提供更好的步行体验。街区活街店铺逐步取消卷闸门，采用玻璃门，提升公众安全感
文化产品开发	公共服务	文化娱乐休闲服务	亚运文化产品开发	积极		将亚运文化产品与健康结合有助于提升临安的知名度	从健康角度，开发临安"新三宝"和"旧三宝"与健康之间的关系，提升产品价值和影响力
建设效果宣传	个人行为，环境	工作、生活和学习微观环境	建设期间的宣传及展示	积极		对设计期一建设期一运营期进行系统化展示，从而接受居民反馈	将影响计期一建设期一运营期对健康体会到居民，让居民实际呈现给周边居民，以可视化的方式呈现给周边居民体会到方案建设效果

五、开展健康影响评价的效果

（一）建设期点位覆盖效果评价

根据建设期要求及现场考察情况，对各点位覆盖效果进行可视化评价，涉及公共政策健康影响评价的点位要素包括市政设施、城市家具、环卫设施、交通网络等。

（1）市政设施优化改造与建设通过亚运与健康元素的纳入提升了健康宣传的覆盖面（图2-10）。

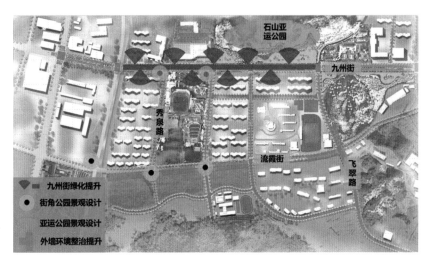

图2-10　主要市政设施点位及覆盖

（2）城市家具的涂装及改造，将亚运及健康元素与配电箱的外设计面进行了结合，从而有效提升健康及亚运宣传效果。路灯杆、交通设施杆等立面进行了多杆合一，标识明确提升覆盖区域的安全性（图2-11）。

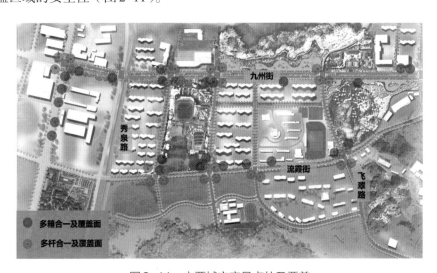

图2-11　主要城市家具点位及覆盖

（3）环卫设施主要包括固定公厕及模块化公厕的设计。根据方案建设期的点位设计，基本满足现有公共卫生要求。但是考虑到亚运期间观赛观众数量及交通管制等问题，现有的环卫设计可能还需要增加模块公厕的数量以及点位（图2-12）。

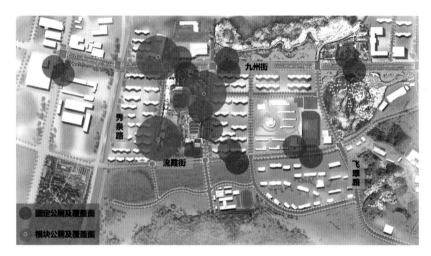

图2-12　主要环卫设施点位及覆盖

（4）交通网络包括公交站、地铁站、停车场、公共自行车租赁点的设计。考虑到亚运期间观赛人员数量增加，特别在地铁口、公交站等点位形成人口集聚，目前的租赁点数量可能存在无法满足观赛人员绿色出行的需要（图2-13）。

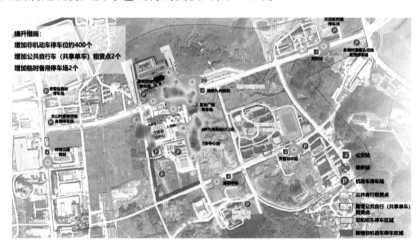

图2-13　交通网络点位及观赛人群预测热力图

（二）建设期健康影响因素落实效果评价

根据结构—过程—结果（SPO模型）对该项目建设期进行评价。

（1）结构方面：本项目建设期涵盖将健康纳入建设的整体思路，从建设规划及设计与健康的相关性出发，在公共服务设施、交通集散网络、亚运观赛空间、信息表示系统、城乡社区样板、特色商业街区和本土文化展示传承平台七个方面分别纳入亚运元素及健康元素。

（2）过程方面：本项目建设期相关管理、监管及服务单位定期到现场确定项目建设的具体落实情况。在整个建设周期内进行定期巡视，把握项目具体进度并及时反馈给相关单位及部门。

（3）结果方面：本项目与建设的后期开展了工程类项目建设期的健康影响评价，在对原有设计期修改建议进行落实与完善的基础上，进一步汲取了专家组对于建设期的建议并做出反馈。

（三）建设期完成度效果评价

根据专家组集体意见，16项修改建议认定为"已完成"，4项修改建议认定为"部分完成"。本项目建设期修改建议综合认定为"已完成"。根据人口学需求—场景需求—健康需求对该项目建设期完成度效果进行评价。

（1）人口学需求方面：本项目所在的锦南街道属于临安区的新城区范围，人口密度逐渐集聚，人口数量不断增长。从现有的人口学分布及特征来看，该区域属于住宅区、商业区和城市功能区的集聚区域。本方案能够满足该区域居民的生活及商业需求，同时满足后亚运时期的运动相关需求。但是亚运赛事期间可能产生的人流集聚效应可能会对该区域造成较高的短期人口负担。

（2）场景需求方面：本项目所涉及的公共服务设施、交通集散网络、亚运观赛空间、信息表示系统、城乡社区样板、特色商业街区和本土文化展示传承平台七个方面全线满足了该区域居民的场景需求，并且进一步满足了临安城区辐射30分钟交通区域范围内的运动需求。

（3）健康需求方面：本项目将健康要素融入各个子项目的建设过程中，既满足了如体育运动、相关健康工具购买等显性需求，在健康教育不断更新优化的过程中，也满足了居民的健康素养提升的潜在需求。

（撰稿　周思宇　王　辉　夏青云；审核　张　萌）

专家点评

《临安区体育文体会展中心最后一公里体验区环境提升方案》是为契合杭州市举办第十九届亚运会而推出的民生改造类工程。该工程涉及的临安区城管局、住建局和城投集团等多元主体协同提交该方案于临安区健康办开展改造类工程的健康影响评价。

目前该方案已经根据重大工程类项目健康影响评价的流程完成了设计期和建设期的评价。7位来自政府机构、高等院校、本地代表的专家使用文本分析法、实证评价法和空间可视化评价法，基于现场考察、利益相关者分析和评价效果分析等流程，对该项目设计期修改建议的落实情况、完成度情况进行了分析与评价。本次评价认为，该项目设计期的修改建议已经得到了基本落实，各个项目的完成度较高，亚运要素及健康要素有机地融入了建设的各个项目中并得到反映。专家组针对现场考察后提出了主要出入口及亚运相关的交通配置、健康教育需要融合在居民的日常生活中、将亚运文化产品与健康结合有助于提升临安的知名度、对设计期—建设期—运营期进行系统化展示等四项新建议，在与多个职能部门沟通反馈过程中得到解释并形成了建设期健康影响评价报告。

考虑到该方案对周边居民的巨大影响，本案例首次将建设期覆盖效果实现了可视化并对健康影响因素的落实效果开展了SPO模型评价。覆盖效果的可视化不仅直接且清晰地标识了市政设施、环卫设施、城市家具等硬件对健康元素可及性影响，并且基于多点位的人群流向预测了亚运期间该区域的人口热力图，为亚运期间可能出现的突发事件提供了预警。基于SPO模型评价的落实效果分析，则从结构—过程—结果层面系统性地梳理了健康影响评价效果的作用路径。该项目的评价对于民生类改造工程具有较强的借鉴意义。

（点评　张　萌　施　敏）

《关于印发南浔区推进减污降碳协同增效高水平打好污染防治攻坚战行动方案（2022—2025年）》的健康影响评价

摘要　南浔区全面推进减污降碳协同增效是深入打好污染防治攻坚战的重要举措，对于高质量打造美丽繁华新江南，高水平建设美好生活新家园，奋力建设绿色低碳共富社会主义现代化新南浔具有意义重大。由9位专家组成的专家组实施健康影响评价，该项目涉及的健康决定因素包括个人/行为因素方面，环境因素，公共服务因素，社会因素，政治因素五个方面。专家组共提出21条建议，认为积极影响包括促进全面形成绿色低碳发展的空间格局、产业结构和生产生活方式、根本改善生态环境、碳排放达峰后稳中有降和优质生态产品；针对该项目实施过程中的消极影响，专家组建议完善建设方案内容和增加细则，减少潜在的健康风险，完善实施水土流失综合治理及水土保持林种植等工程涉及的生态修复，发展多样碳汇等。最终，专家组的21条建议全部采纳。

一、背景

建设生态文明是中华民族永续发展的千年大计。2021年4月30日，习近平总书记在主持中共中央政治局第二十九次集体学习时强调："'十四五'时期，我国生态文明建设进入了以降碳为重点战略方向、推动减污降碳协同增效、促进经济社会发展全面绿色转型、实现生态环境质量改善由量变到质变的关键时期。""要把实现减污降碳协同增效作为促进经济社会发展全面绿色转型的总抓手，加快推动产业结构、能源结构、交通运输结构、用地结构调整。"

党中央、国务院对深入打好污染防治攻坚战、实现减污降碳协同增效提出了明确部署和要求，浙江省正积极开展污染物与温室气体协同控制相关工作，包括在体制机制、重要政策衔接等方面进行了探索和实践，如将控制温室气体排放考核纳入美丽浙江和污染防治攻坚战的考核中，将碳报告核查机构纳入企业环境信用评价体系中。

湖州市南浔区历史文化底蕴深厚，区位优势独特，全面推进减污降碳协同增效，深入打好污染防治攻坚战，对于高质量打造美丽繁华新江南，高水平建设美好生活新家园，奋力建设绿色低碳共富社会主义现代化新南浔意义重大。为贯彻落实党中央、国务院、省委省政府和市委市政府关于深入打好污染防治攻坚战的决策部署，推动减污降碳、协同增效，加快建设共同富裕绿色样本，南浔区生态环境局结合南浔实际，特制定《关于印发南浔区推进减污降碳协同增效高水平打好污染防治攻坚战行动方案（2022—2025年）》。

二、实施过程

（一）部门初筛

该方案涉及生态环境保护，是增进民生福祉的优先领域。为落实新发展阶段生态文明建设有关要求，推动减污降碳协同增效，该方案实施意义重大。故经部门筛选认为需要对该实施方案进行健康影响评价。

（二）提交登记

申请评价与备案受理，起草部门南浔区生态环境局向南浔区卫生健康局/南浔区健康南浔建设领导小组办公室（区健康办）申请项目健康影响评价，南浔区健康办委托第三方评价机构杭州师范大学公共卫生学院组织实施评价。

（三）组建专家组

基于方案涉及内容的综合性，根据"（2+X）模式"，选定了来自南浔区卫生健康局、交通局、住房和城乡建设局、市场监管局、自然资源和规划分局、执法大队和疾控中心的9名专家组成健康影响评价专家组。

（四）专家组筛选

按照健康决定因素清单，9位专家对规划内容进行快速筛选，经过专家快速评估后，确定对《南浔区推进减污降碳协同增效高水平打好污染防治攻坚战行动方案（2022—2025年）》进行健康影响评价。快速评价结果汇总见表2-29，专家筛选意见汇总见表2-30。

▼ 表2-29 快速评价结果汇总

问题	回答		
	是	不知道	否
该文件（政策）是否可能对健康或健康决定因素产生消极影响？	0/9	0/9	9/9
该文件（政策）是否可能对健康或健康决定因素产生积极影响？	9/9	0/9	0/9
潜在的消极或积极影响是否会波及很多人？（包括目前和将来）	5/9	2/9	2/9
潜在的消极影响是否会造成死亡、伤残或入院风险？	0/9	3/9	6/9
对于残疾人群、流动人口、低社会阶层、儿童、老年人、精神病患者、下岗职工等弱势群体而言，潜在的消极影响是否会对其造成更为严重的后果？	1/9	3/9	5/9
该文件（政策）对经济社会发展是否有影响？	8/9	0/9	1/9
该文件（政策）对公众的利益是否有影响？	8/9	0/9	1/9
该文件（政策）是否会成为公众或社会关注的焦点？	5/9	2/9	2/9
是否进行健康影响评价	☑是 9/9	□否	

注：例如6/7是指7位专家中，有6位选择此项。

▼ 表2-30　健康影响评价专家筛选意见汇总

文件（政策）名称	《南浔区推进减污降碳协同增效高水平打好污染防治攻坚战行动方案（2022—2025年）》		
文件（政策）起草单位	南浔区生态环境局		
筛选日期	2022年10月14日		
筛选方法	专家观点 头脑风暴		
本公共政策存在的主要健康影响与生态文明建设和生态环境保护关系密切，在个人/行为因素、环境因素、公共服务因素等多个健康决定因素方面均有重要体现，以绿色低碳、源头治理、四水统筹、固本强基、保护修复、深化改革和全面加强党的领导等八方面为工作部署具体行动方案，可助力形成绿色生产生活方式，生态环境根本好转，因此有必要对其进行健康影响评价。			
专家组组长审定意见：　　　　　　　　　　　签字：　　　　　　　　　日期：2022年10月14日			
参与评议专家及成员签字：　　　　　　　　　　　　　　　　　　　日期：2022年10月14日			
投票结果统计			
参与人数	投票结果		结论：是否开展健康影响评价（√）
	同意	反对	弃权
9	9	0	0

参与人数	同意	反对	弃权	☑是	□否
9	9	0	0		

（五）分析评估

（1）文献研究：通过文献检索，了解南浔区推进减污降碳协同增效和污染防治攻坚战的发展过程和相关政策出台文件，搜集有关人群健康状况、生活需求等内容，进行归纳整理，以此对该方案进一步优化提出建设性建议。

（2）专家观点、头脑风暴法：对南浔区卫生健康局、交通局、住房和城乡建设局、市场监管局、自然资源和规划分局、执法大队和疾控中心的9名专家进行咨询，以确定健康影响评价的结果和建议，确保优化建议的科学性和严谨性。

（3）利益相关者研讨会：通过对评估方案涉及的利益相关方进行半结构化访谈，通晓利益相关者的自我感知和多重意见，掌握方案实地执行状况和现有问题，为优化实施方案，提升健康影响评价成效提供现实依据与支撑。

（六）报告与建议

第三方评价机构整理汇总各位专家的意见和建议，形成表2-31。南浔区健康办结合表2-31专家组意见，形成总体反馈意见如下：

1. "方案"涉及的健康决定因素包括个人/行为因素方面的健康理念和意识、世界观、人生观和价值观；环境因素方面的空气质量、水质量、土壤质量、废物处理、能源的清洁性、工作、生活和学习微观环境；公共服务因素方面的交通运输、治安/安全保障和应急响应、能源可及性；社会因素方面的社会保障；文化/政治因素方面的政治因素等。

2. "方案"对生态文明建设的健康影响主要表现。

积极影响："方案"实施对于全面形成绿色低碳发展的空间格局、产业结构和生产生活方式、根本改善生态环境、碳排放达峰后稳中有降和优质生态产品更加充沛具有较大的正向促进作用。"方案"以高质量发展、深入打好蓝天保卫攻坚战、碧水清源巩固战、净土清废深化战、提升生态系统稳定性、构建现代环境治理体系为发展目标，可全面推进生

▼ 表2-31 《关于印发南浔区推进减污降碳协同增效高水平打好污染防治攻坚战行动方案（2022—2025年）》健康影响评价分析评估表（专家组意见）

序号	文件（项目）	对应的健康决定因素	描述潜在的健康影响	提出的项目修改建议
1	二、以绿色低碳为导向，加快推动高质量发展 1.实施碳达峰行动	个人行为因素 公共服务因素	企业是排污增碳主体，应予加上同时要加强监管，防止违规操作 另外全氟化碳应纳入非二氧化碳温室气体，防漏	支持部分领域、行业和企业有序率先达峰并加强监管 设立碳达峰核算分析模块，并强化信息披露 细化甲烷、氢氟碳化物、全氟化碳等非二氧化碳温室气体核算体系
2	二、以绿色低碳为导向，加快推动高质量发展 2.加快能源清洁低碳转型	个人行为因素 环境因素 公共服务因素	煤炭减量需要有序，特别是中小微企业及居民的民生应予考虑，防止过度过急，同时予以替代能源考虑	在充分保障能源安全前提下，优先开展煤炭清洁化利用，合理划定减煤限煤区域，稳步推进煤炭减量及安全替代
3	二、以绿色低碳为导向，加快推动高质量发展 3.推动产业绿色低碳发展	个人行为因素 环境因素	强化改造提升的目标为节能降碳 低碳循环环保生产体系强调绿色智能及数字化 另要加强工业园区的过程施工管理	持续实施传统制造业节能降碳，改造提升 推动高耗能高碳企业建立绿色低碳循环生产体系 大力推广工业产品绿色设计，深化绿色工厂星级施工管理、推进绿色工业园区建设
4		环境因素	绿色企业除了对外部厂区环境的影响外，车间内的工作环境对工人身心健康也很重要	打造绿色工业园区，可以增加车间作业场所内部对劳动者的影响
5	二、以绿色低碳为导向，加快推动高质量发展 4.推广绿色低碳生活方式	环境因素 公共服务因素 社会因素	宣教媒介可以考虑多样化及体现附加价值 交通工具及道路状况会影响人们对绿色低碳方式的选择	把生态文明教育纳入国民教育体系，构建包括中小学、企业、文创产品、生态产品等在内的党群服务中心、生态文明宣教架 另建议处增加相关自行车道、盲道修建、标识及公共交通工具如自行车、公交车和轨道交通（如有）配置和智能化提升的相关内容
6	二、以绿色低碳为导向，加快推动高质量发展 4.推广绿色低碳生活方式	环境因素 公共服务因素	公交车、公共自行车、共享电车和共享电动车均是绿色出行的选择方式	建议增加"推广绿色低碳出行"
7		个人行为因素	食材是资源，资源加工产生生态环保问题，减少浪费，亦是环保之举	只见光盘行动，建议加入反浪费内容

续表

序号	文件（项目）	对应的健康决定因素	描述潜在的健康影响	提出的项目修改建议
8	二、以绿色低碳为导向，加快推动高质量发展 4.推广绿色低碳生活方式	个人/行为因素	公众涉及领域广泛，低碳生活方式需要广泛的群体未支持	建议推进公众宣传的力度，多方式或多渠道开展，通过知行改变理念认知，提升公众对于低碳生活方式的参与度与知晓率
9	二、以绿色低碳为导向，加快推动高质量发展 5.推进绿色低碳价值实现	个人/行为因素 社会因素	碳金融相关的风险管理，信息公开及社会监督应予强化	构建碳金融服务，风险管理及社会监督体系
10	三、以源头治理为重点，深入打好蓝天保卫攻坚战 2.深化柴油货车污染治理	公共服务因素	此处建议补充相关清洁能源车辆特别是相关船舶的基础设施建设方案内容	推广使用清洁能源车辆、船舶……
11	三、以源头治理为重点，深入打好蓝天保卫攻坚战 3.健全污染天气应对机制	环境因素	此处建议充分考虑各种自然灾害条件下污染导致空气污染下的应急预案，提升防灾减灾救灾能力	稳步提升细颗粒物和臭氧预报准确率，提升环境空气质量预测预报能力
12	四、以四水统筹为核心，深入打好碧水清源巩固战 1.持续深化水污染防治	个人/行为因素 环境因素	由于管道老旧的原因，或水监测偶尔不达标，导致生活饮用水监测偶尔不达标，或公众晨起用水必经先放水，导致浪费	建议生活饮用水清洁防治纳入管理
13		环境因素	明确细节方可细管理	"污水零直排区"建设深化行动应分区域，农村和工业三部分，确保污水防治成效
14	四、以四水统筹为核心，深入打好碧水清源巩固战 3.开展水生态修复	环境因素	湿地与水域具有生态一体性，河道被占用时附近的湿地亦受影响	补充占用河道、湖泊等湿地应严格论证
15	五、以固本强基为关键，深入打好净土清废深化战 2.实施土壤环境风险防控	环境因素	镉超标会危害土壤环境安全和食品安全	加入重金属元素，治理镉超标问题
16	五、以固本强基为关键，深入打好净土清废深化战 3.加强塑料污染全链条治理	文化/政治因素	文件的适用利于更好的执行	建议增加细则：对原有相关文件进行关联

131

续表

序号	文件（项目）	对应的健康决定因素	描述潜在的健康影响	提出的项目修改建议
17	五、以固本强基为关键，深入打好净土清废深化战 4.深化农村生态环境整治	个人/行为因素 公共服务因素	目前百草枯等农药对人体会造成不可逆的损伤，造成意外伤害引起的死亡率上升，影响人均期望寿命	建议化肥农药的产品使用需考虑误服或自杀人群
18	六、以保护修复为方向，稳步提升生态系统稳定性 2.加强生态保护修复监管	环境因素	该区域如有历史遗留矿山类有待生态修复，应该提及、涉及美观及寿命	实施小流域、坡耕地、沟壑及林地水土流失综合治理及水土保持林种植等工程
19	六、以保护修复为方向，稳步提升生态系统稳定性 4.增强生态系统碳汇能力	环境因素 公共服务因素 社会因素	此处建议增加湿地和土壤碳汇的描述，特别土壤碳汇是个重要的碳库，并涉及农业等产业发展模式及土壤和农产品质量安全	积极发展林业湿地和土壤碳汇
20	六、以保护修复为方向，稳步提升生态系统稳定性 6.加强环境风险防控	环境因素	建议增加大气、修改地下水为水体（包括地表水和地下水）的……风险管控	推进大气、土壤和水体污染，重金属、化学物质、辐射安全、基础项目"邻避"问题等风险管控
21	附件1、2、3	文化政治因素	提升公共服务效率和制度保障，有利于对该总纲领性文件的细化执行，以及政策的实施落地	职能部门应附分工清单，各部门任务可以具体细化和量化

态文明建设的迭代升级，进而推动低碳绿色的高质量发展。

可能存在的消极影响：

（1）在实施碳达峰行动和推动产业绿色低碳发展方面，未提及对相应领域的监管和信息披露，同时也忽略了绿色智能数字化和劳动者群体对于低碳循环生产体系的重要推动作用。

（2）在推广绿色低碳生活方式方面，可以加入多种以绿色低碳为导向的发展内容，如文创产品、生态产品、绿色低碳出行、反浪费行动、多途径推进低碳生活方式的知信行宣传。

（3）在深入打好蓝天保卫攻坚战、碧水清源巩固战、净土清废深化战方面，细节表述和内容覆盖不全面，需要完善建设方案内容和增加细则，减少潜在的健康风险。

（4）在稳步提升生态系统稳定性方面，应完善实施水土流失综合治理及水土保持林种植等工程涉及的生态修复，发展多样碳汇，追加更多关于"邻避"问题的风险管控。

（七）提交备案

此份健康影响评价报告仅为针对方案的文本内容进行分析建议，提交南浔区健康办完成备案。

（八）结果应用

南浔区健康办将《关于印发南浔区推进减污降碳协同增效高水平打好污染防治攻坚战行动方案（2022—2025年）》健康影响评价的报告和建议，上交给南浔区生态环境局。南浔区生态环境局全部采纳健康影响评价建议，并将其建议纳入方案的补充措施。

（**撰稿**　徐烟云　朱月华　管　帅；**审核**　张　萌）

专家点评

为加快建设共同富裕绿色样本，南浔区生态环境局结合南浔实际，特制定《关于印发南浔区推进减污降碳协同增效高水平打好污染防治攻坚战行动方案（2022—2025年）》。本公共政策存在的主要健康影响与生态文明建设和生态环境保护关系密切，可助力形成绿色生产生活方式，生态环境根本好转，因此有必要对其进行健康影响评价。

本案例介绍了《关于印发南浔区推进减污降碳协同增效高水平打好污染防治攻坚战行动方案（2022—2025年）》的健康影响评价全过程，可以为未来本市或者其他地方政策文件的健康影响评价提供借鉴。一是专家库组建合理，基于方案涉及内容的综合性，政策起草部门根据"（2+X）模式"，选定了来自南浔区卫生健康局、交通局、住房和城乡建设局、市场监管局、自然资源和规划分局、执法大队和疾控中心的9名专家组成健康影响评价专家组对方案进行健康影响评价；二是评估方法多样，采取文献研究、专家观点、头脑风暴法、利益相关者研讨会等进行分析评估，确保了优化建议的科学性和严谨性；三是评估角度全面，从不同的健康决定因素出发，对方案提出21条的修改意见和建议。

（**点评**　张　萌　施　敏）

《长兴县学前教育发展第四轮行动计划（2021—2025年）》的健康影响评价

摘要 《长兴县学前教育发展第四轮行动计划（2021—2025年）》对于聚焦打造高素质师资队伍、建立经费保障机制、规范办园行为、加快学前教育改革发展普及普惠等方面具有重要意义。由7位专家组建专家组实施健康影响评价，该政策涉及公共服务因素/教育、公共服务因素/医疗卫生服务、公共服务因素/安全保障和应急响应、社会因素/公平、社会因素/社会保障、环境因素/工作、生活和学习微观环境、生理健康、社会适应/积极社会适应等方面。专家共提出14条建议，提出未来幼儿园建设地区优先考虑虹星桥镇、杜绝危房及三防不达标的开园、加强学前教育质量监管、避免超前教育等内容，以促进"长兴县教育发展第四轮行动计划"政策的完善改进。

一、背景

为进一步推进全县学前教育普惠优质发展，缩小城乡学前教育差距，构建普及普惠、优质均衡的学前教育公共服务体系，全面贯彻落实《浙江省学前教育条例》《浙江省学前教育发展第四轮行动计划（2021—2025）》《湖州市学前教育发展第四轮行动计划（2021—2025）》和《中共长兴县委 长兴县人民政府学前教育深化改革规范发展的实施意见》等文件精神，长兴县教育局制订《长兴县学前教育发展第四轮行动计划（2021—2025年）》（简称《行动计划》），实现到2025年，全县幼儿园保教质量进一步提升，全面建成更加均衡、更高质量的学前教育公共服务体系的目标。

《行动计划》是长兴县贯彻党的教育方针、落实立德树人根本任务的重要载体和具体行动。为了推动将健康全面融入长兴县经济、社会与民生实际，更好地提升教育治理和学校管理，明确素质教育、规范办学、提高质量的导向，鉴于此，长兴县卫生健康局选择对《行动计划》开展健康影响评价。

二、实施过程

（一）成立健康影响评价专家组，并开展相关内容的培训

邀请来自浙江省疾病预防控制中心、杭州师范大学和长兴县卫生健康局、教育局的7名专家，成立《行动计划》健康影响评价专家组。

（二）筛选

采用专家组快速评价法进行，经专家组讨论一致认为：《行动计划》涉及社会公平维护、学前儿童教育、学习环境、教育资源等要素，并可能产生一定的健康影响，需针对政策中的教育公平、生理健康、工作、生活和学习微观环境、社会保障、幼儿托管、社会适应性、生理健康等健康决定因素进行健康影响评价，从而为进一步提升该政策提供行动依据。具体筛选意见见表2-32、表2-33。

▼ 表2-32　《行动计划》快速评价结果汇总

问题	回答		
	是	不知道	否
该文件（政策）是否可能对健康或健康的决定因素产生消极影响？	5/7	0/7	2/7
该文件（政策）是否可能对健康或健康的决定因素产生积极影响？	6/7	0/7	1/7
潜在的消极或积极影响是否会波及很多人？（包括目前和将来）	6/7	0/7	1/7
潜在的消极影响是否会造成死亡、伤残或入院风险？	2/7	1/7	4/7
对于残疾人群、流动人口、低社会阶层、儿童、老年人、精神病患者、下岗职工等弱势群体而言，潜在的消极影响是否会对其造成更为严重的后果？	3/7	0/7	4/7
该文件（政策）对经济社会发展是否有影响？	6/7	0/7	1/7
该文件（政策）对公众的利益是否有影响？	6/7	0/7	1/7
该文件（政策）是否会成为公众或社会关注的焦点？	6/7	0/7	1/7
是否进行健康影响评价	☑是 7/7　　□否		

▼ 表2-33　《行动计划》筛选意见反馈表

政策名称	《长兴县学前教育发展第四轮行动计划（2021—2025年）》
政策起草部门	长兴县教育局
报送部门	长兴县卫生健康局

专家评议组意见汇总：
本公共政策存在的主要健康影响与维护社会公平、学前儿童教育、学习环境、教育资源等要素息息相关，对缩小城乡学前教育差距，构建普及普惠、优质均衡的学前教育公共服务体系有重要的影响，在计划的制定中要以人为本，融入健康元素，保护学前儿童群体的各项权益。确保实施中优化学前儿童的发展环境，为儿童提供更加全面、公平的发展机会，推动学前儿童群体身体、心理、智力、环境适应能力等多方面发展，保障学前儿童群体健康，有必要对其进行健康影响评价。

评议组组长：
参与评议专家及成员：

日期：2022年8月26日

投票结果统计				
参与人数	投票结果			结论：是否开展健康影响评价（　）
	同意	反对	弃权	
7	7	0	0	是√　　　　　否

（三）分析评估

对《行动计划》的分析评估采取了以下三种方法：

1. 文献研究

通过文献检索，了解长兴县现有幼儿园的分布状况，搜集有关幼儿健康、卫生需求及发展规划等内容，进行归纳整理，以此对该规划进一步优化提出建设性建议。

2. ARCGIS描述性分析

了解幼儿园的地理人口分布并提出设立地点参考。长兴县幼儿园的分布主要从百度地图POI（2022年）中提取。根据类似参考文献选定在ARCGIS中利用自然间断点法，采用栅格代数运算，对长兴县辖区内常住人口分布进行划分。自然断点法（natural breaks classification method）能迅速识别数列之间的自然转折点、特征点等，使类与类之间的不同最大化从而更好研究同一类别的特质。通过差值选定，将长兴县14个乡、镇（街道）根据不同的得分划分为4个等级，通过自然间断法可以看出，辖区内常住居民最多的是雉城街道，属于第一类；辖区内常住人口数第二高的有煤山镇、泗安镇、林城镇、和平镇、太湖街道属于第二类；画溪街道、虹星桥镇、洪桥镇属于第三类；水口乡、夹浦镇、小浦镇、李家巷镇、吕山乡属于第四类。长兴县幼儿园在辖区内的分布集中在雉城街道，和雉城街道的人口数成正比，第二类居住人口中幼儿园分布均匀，三四类辖区内幼儿园数量和辖区常住人口对应。分析结果显示雉城街道的幼儿园的分布较为集中；虹星桥镇在常住人口等级中属于第三类，幼儿园的数量分布较其他同级少。

3. 专家观点、头脑风暴法

确保健康影响评价的结果和建议，确保优化建议的科学性和严谨性。

（四）报告与建议

《长兴县学前教育发展第四轮行动计划（2021—2025年）》对长兴县的学前教育发展的目标基本符合实际，制定措施内容较翔实，能够科学指导长兴县学前教育发展工作。

为了进一步深化和完善草案成果，专家组针对以下几个方面可能存在的负面健康影响，提出相应建议，详细见表2-34。

（1）学前教育质量第三方评估监测存在独立性孱弱、指标体系混乱、体制障碍、公信力缺失和结果运用不当等困境。

（2）幼儿计划免疫，幼儿保健、口腔保健、健康体检、生长发育曲线、饮食和运动测评、心理咨询及视力等没有具体的管理方式，可能会对幼儿的健康造成消极影响。幼儿园缺少具体的卫生保健服务可能会引起一定的卫生健康问题。

（3）没有明确国有建设用地使用权划拨决定书或者有偿使用合同中明确配套幼儿园的用地面积、建设要求、建设期限、交付方式、产权归属等内容。

（4）融合教育可能会对特殊儿童造成消极的健康影响，幼儿教师的学历和职业道德水平不高可能会在一定程度上造成虐待、猥亵的情况。

（5）"危房""三防"的动态督察并不能解决问题，可能会带来安全隐患。

▼ 表2-34 《长兴县学前教育发展第四轮行动计划（2021—2025年）》
分析评估表（专家组集体意见）

序号	文件（项目）	对应的健康决定因素	描述潜在的健康影响	提出的项目修改建议
1	一、总体要求 （一）指导思想	公共服务因素/教育	行动计划的受众主体是学生，因此在指导思想表达上需站稳儿童立场，切实体现对儿童权利的回应	应保障学前儿童公平优质的入学权利，推动幼有所育向幼有优育的转变，使得指导思想更加有导向性

续表

序号	文件（项目）	对应的健康决定因素	描述潜在的健康影响	提出的项目修改建议
2	一、总体要求（二）基本原则 4.改革创新，内涵发展	公共服务/教育	当前，我国学前教育质量第三方评估监测还存在独立性孱弱、指标体系混乱、体制障碍、公信力缺失和结果运用不当等困境，而理顺政府与第三方评估监测机构之间的关系、提升评估指标科学性和评估过程的规范性、强化评估监测结果的使用效能、加强对评估监测机构监督监管是保证学前教育质量真正意义的第三方评估监测的有效路径	建议增加：学前教育质量监测体系的具体方式及对应的监管方式
3	一、总体要求（三）总体目标	公共服务因素/教育	提高幼儿教师的学历要求一定程度上能减少虐待、猥亵的情况的发生	"比例达80%以上，本科及以上学历教师占比达70%以上。"提高占比，比如90%以上
4	一、总体要求二、基本原则 2.政府主导，共同推进	社会因素/公平	《浙江省学前教育条例》第四条规定，学前教育是国民教育体系的组成部分，属于社会公益事业。发展学前教育事业，应当坚持公益性和普惠性，坚持政府主导、社会参与、公办民办并举的原则。联合国大会宣布在2005—2014年这十年的时间中实施联合国可持续发展十年教育，要求世界各国政府在这十年中将可持续发展教育融入各个国家各个相关层次的教育战略和行动计划中	建议增加：县人民政府落实主体责任，科学规划学前教育发展，建立健全学前教育可持续发展的体制机制，提高综合治理能力，健全并落实学前教育财政经费保障机制和成本分担机制。乡镇（街道）、村（社区）应当充分发挥作用，积极参与、支持办好本区域各类幼儿园
5	二、主要措施	社会因素/公平/	加强幼儿健康信息管理，对幼儿计划免疫，幼儿保健、口腔保健、健康体检等进行常态化管理	建议增加：学前教育机构对学生健康问题的发现与跟踪能力，切实做到疾病的早发现，早干预，增强健康管理的可及性和有效性，同时也能降低干预成本
6	二、主要措施（一）高水平构建学前教育公共服务体系 2.规范城镇小区配套幼儿园建设	环境因素/工作、生活和学习微观环境	《浙江省学前教育条例》第十一条规定，城乡规划主管部门在提出规划条件时应当明确幼儿园的地块位置、使用性质、建设要求等内容。城乡规划主管部门在审查建设项目设计方案前，应当征求教育行政部门的意见，需要配套建设幼儿园的地块，县人民政府在划拨或者出让土地时，应当在国有建设用地使用权划拨决定书或者有偿使用合同中明确配套幼儿园的用地面积、建设要求、建设期限、交付方式、产权归属等内容	建议修改："由县教育局或幼儿园属地政府负责装修，装修经费按幼儿园装修标准由开发商全额承担，"并增加"卫生监督预防性审查机制，选址、噪声、灯光、照明、饮用水等符合标准"的表述

序号	文件（项目）	对应的健康决定因素	描述潜在的健康影响	提出的项目修改建议
7	二、主要措施（二）健全学前教育经费保障机制 4.完善经费投入机制	公共服务因素/教育 社会因素/社会保障	"完善经费的……机制，"内容强调对供方的措施，对于困难家庭的孩子没办法支付相应的学费没有相应的配套政策	建议增加对于困难学生的补助政策
8	二、主要措施（三）打造高素质学前教育师资队伍 9.提高教师学历和专业水平	社会因素/公平/	建议建立健全学前教育机构教师培训与监管机制，启动学前教育机构教师县级培训计划	建议增加：加强学前教育机构教师入职后专业培训，政府监管部门应在顶层设计、统筹安排等方面执行有效监管
9	二、主要措施（四）推进学前教育内涵发展 10.提高幼儿园保教质量	生理健康	教育部发布《幼儿园保育教育质量评估指南》，推动构建科学的幼儿园保教质量评估体系	建议在这一部分增加"制定并实施与幼儿身体发展相适应的体格锻炼计划，保证每天户外活动时间不少于2小时，体育活动时间不少于1小时"
10	二、主要措施（四）推进学前教育内涵发展 11.推进幼儿园课程改革	社会适应/积极社会适应	特殊儿童融合教育能提升特殊儿童的社会适应能力，提升他们的身心健康。这项工作的推进是有必要且有意义的，制定具体的要求一定程度上能更快更好地推进这项工作	建议细化具体要求，如"要求每个幼儿园配备学前特殊教育专业的老师并配置相应的特殊教育课程资源"
11	二、主要措施（四）推进学前教育内涵发展 12.加强幼小衔接	公共服务因素/教育	超负荷或超年龄段的学习内容和教育会给孩子心理带来压力，有损孩子心理健康	建议增加"避免超前学习，影响孩子视力。"使得表述更加完整具体
12	二、主要措施（五）规范幼儿园办园行为 13.加强幼儿园规范管理	公共服务因素/医疗卫生服务	加强幼儿园卫生保健的表述太过笼统	建议严格遵守《浙江省托儿所、幼儿园卫生保健实施细则及卫生保健制度》进行政策制定
13	二、主要措施（五）规范幼儿园办园行为 13.加强幼儿园规范管理	公共服务因素/治安/安全保障和应急响应	可能存在"危房""三防"只进行动态督查不解决问题的现象	建议增加杜绝危房、三防不达标的开园的表述。重点对存在危房、"三防"不达标等安全隐患及园长和教师不具备规定资格等不规范办园行为进行动态督查，限期整改
14		公共服务/教育	在ARCGIS软件分析中，虹星桥镇等级中作为第三类，幼儿园的数量分布较其他同级少，和平镇中的幼儿园的分布较为集中	建议在未来新的公立幼儿园建设中，优先考虑虹星桥镇

（五）提交备案和评价结果应用

本次评价中，专家组针对政策文本进行分析并提出完善建议，形成健康影响评价意见反馈表（表2-35），提交长兴县卫生健康局，由其反馈给政策起草部门，供后续决策参考。

▼ 表2-35　健康影响评价意见反馈表

政策名称	《长兴县学前教育发展第四轮行动计划（2021—2025年）》		
政策起草部门	长兴县教育局		
报送备案部门	长兴县卫生健康局		
健康影响评价意见汇总			
针对各位专家的意见与建议，《长兴县学前教育发展第四轮行动计划（2021—2025年）》可做以下针对性的改进。 （1）加强学前教育质量监管。确定学前教育质量监测体系的具体方式及对应的监管方式。 （2）增强学前教育机构对学生健康问题的发现与跟踪能力。做到疾病的早发现，早干预，增强健康管理的可及性和有效性，同时也能降低干预成本，保证学前儿童的身体健康。并严格遵守《浙江省托儿所、幼儿园卫生保健实施细则及卫生保健制度》进行学前机构的政策制定。 （3）完善幼儿园卫生监督预防性审查机制，幼儿园的选址、噪声、灯光、照明、饮用水等符合标准。 （4）幼儿园配备学前特殊教育专业的老师并配置相应的特殊教育课程资源。提高特定教育儿童的社会适应性。 （5）杜绝危房、三防不达标的开园。重点对存在危房、"三防"不达标等安全隐患及园长和教师不具备规定资格等不规范办园行为进行动态督查，限期整改。 （6）未来幼儿园建设地区优先考虑虹星桥镇。 （7）避免超前教育。超负荷或超年龄段的学习内容和教育会给孩子心理带来压力，有损孩子心理健康。			
评议组组长： 参与专家： <div align="right">提交日期：2022年8月26日</div>			
备案人（签字）		备案日期	

（**撰稿**　宋丽媛　黄　玉　陈　波；**审核**　张　萌）

专家点评

《长兴县学前教育发展第四轮行动计划（2021—2025年）》是长兴县贯彻党的教育方针、落实立德树人根本任务的重要载体和具体行动。为了推动将健康全面融入长兴县经济、社会与民生实际，更好地提升教育治理和学校管理，明确导向素质教育、导向规范办学、导向提高质量，有必要对该政策开展健康影响评价。

长兴县卫生健康局对《长兴县学前教育发展第四轮行动计划（2021—2025年）》进行了规范、客观、全面的健康影响评价，具有一定的引领作用。一是评估专家组设置合理，筛选了来自浙江省疾病预防控制中心、杭州师范大学和长兴县卫生健康局、教育局等领域专家，组成专家组，按健康影响评价标准化流程对政策进行了评价。二是评估结果翔实，对《长兴县学前教育发展第四轮行动计划（2021—2025年）》提出了14条建设性的修改意见和建议；三是方法创新，将长兴县现有建设的幼儿园及长兴县常住人口用ARCGIS进行空间分布分析，结果客观呈现性好。

（**点评**　张　萌　施　敏）

《钱塘区儿童发展"十四五"规划》的健康影响评价

摘要 《钱塘区儿童发展"十四五"规划》紧紧抓住浙江省高质量建设共同富裕示范区的历史机遇，坚持儿童优先发展战略，积极推进基本公共服务均等化，不断优化儿童生存、发展、保护和参与的社会环境，明确儿童友好在城区建设和发展中的重要地位。由9位专家组成的专家组实施健康影响评价，该项目涉及的健康决定因素包括环境因素、家庭因素、文化和政治因素、公共服务因素等。专家组共提出30条建议，认为积极影响包括提升儿童福利水平，提高儿童整体素质，促进儿童事业的繁荣发展等；针对该规划实施过程中的消极影响，专家组提出补充有关"儿童重大疾病的社会保险""特殊儿童的康复陪护"相关内容，并建议学校方面建立关于亲子教育的沙龙讲座，强化亲子教育，突出学校和老师在制止和预防校园欺凌方面的作用等。

一、背景

儿童是国家和民族的未来，是社会可持续发展的重要资源。儿童发展作为国家经济社会发展与文明进步的重要组成部分，促进儿童发展，对于全面提高中华民族素质，建设人力资源强国具有重要战略意义。钱塘区委、区政府高度重视儿童发展事业，坚持党的领导，坚持以习近平新时代中国特色社会主义思想为指导，坚持走中国特色社会主义道路，坚持创新发展的理念，将儿童发展工作纳入全区国民经济和社会发展的总体规划，纳入政府各有关部门的职能范围和政府财政预算，纳入公共法律政策和重大项目管理，形成统筹发展机制、部门协作机制和经费保障机制，努力推动儿童生活和学习环境持续优化，促进儿童事业不断发展。

《钱塘区儿童发展"十四五"规划》以促进钱塘区儿童发展与社会经济同步协调发展为总目标，将儿童发展同步纳入经济社会发展体系，实施与钱塘区地位相匹配的儿童发展战略。通过健康影响评价能够进一步完善依法保障儿童权益机制，切实维护儿童各项权益，加强社会软环境建设，满足儿童对美好生活的需要。鉴于此，杭州市钱塘区健康钱塘建设领导小组办公室（区健康办）委托杭州师范大学公共卫生学院团队对该规划开展了健康影响评价。

二、专家组的组建

选定来自杭州师范大学公共卫生学院、杭州市健康城市指导中心，钱塘区健康办、区妇联、区发展改革局、区教育局、区司法局、区社发局和区卫生健康局共计9名专家组成健康影响评价专家组。

三、实施过程

（一）部门初筛和提交登记

该规划是保障儿童生活和学习环境持续优的关键举措，对提升儿童福利水平，提高儿童整体素质，促进儿童事业繁荣发展具有重大意义。故经部门（钱塘区妇联）初筛认为需要对该规划进行健康影响评价。钱塘区妇联向区健康办申请该规划的健康影响评价。

（二）组建专家组

由杭州师范大学公共卫生学院和杭州市健康城市指导中心等相关部门的9名专家组成健康影响评价专家组。

（三）专家组筛选

按照健康决定因素清单，由9位评价专家对规划条款进行筛选，确定对《钱塘区儿童发展"十四五"规划》进行健康影响评价。专家组筛选结果和意见见表2-36、表2-37。

▼ 表2-36　健康影响评价筛选结果

问题	回答		
	是	不知道	否
该文件（政策）是否可能对健康或健康决定因素产生消极影响？	8/9	0/9	1/9
该文件（政策）是否可能对健康或健康决定因素产生积极影响？	9/9	0/9	0/9
潜在的消极或积极影响是否会波及很多人？（包括目前和将来）	9/9	0/9	0/9
潜在的消极健康影响是否会造成死亡、伤残或入院风险？	8/9	0/9	1/9
对于残疾人群、流动人口、低社会阶层、儿童、老年人、精神病患者、下岗职工等弱势群体而言，潜在的消极影响是否会对其造成更为严重的后果？	6/9	0/9	3/9
该文件（政策）对经济社会发展是否有影响？	9/9	0/9	0/9
该文件（政策）对公众的利益是否有影响？	9/9	0/9	0/9
该文件（政策）是否会成为公众或社会关注的焦点？	7/9	2/9	0/9
是否进行健康影响评价　　　　　☑是　　□否			

注：例如2/7是指7位专家中，有2位选择此项。

▼ 表2-37　健康影响评价专家筛选意见汇总表

文件（政策）名称	《钱塘区儿童发展"十四五"规划》
文件（政策）起草单位	钱塘区妇联
筛选日期	2022年9月19日
筛选方法	专家观点　头脑风暴
评价专家组筛选结果： 经专家组通过所报送的文件及相关资料，认为该规划的实施对解决儿童日益增长的美好生活需要和不平衡、不充分的发展之间的矛盾，儿童事业发展等具有积极影响。同时，认为该规划在校园欺凌、校园暴力、儿童安全、合理膳食等方面产生消极影响因素。通过梳理各专家共同观点，对不同的观点采取投票的办法，最终决定对该规划开展健康影响评价。	

专家组组长审定意见：					
			签字：	日期：2022年9月19日	
参与评议专家及成员签字：					
				日期：	
投票结果统计					
参与人数	投票结果			结论：是否开展健康影响评价	
	同意	反对	弃权		
9	9	0	0	☑是	□否

（四）实施技术评估

1. 评估分析方法

（1）系统文献回顾。通过文献检索，了解儿童健康发展的相关政策及文献，搜集有关儿童发展、儿童工作等内容，进行归纳整理，以此对该方案进一步优化提出建设性建议。

（2）专家观点、头脑风暴法。对来自杭州师范大学公共卫生学院和杭州市健康城市指导中心等相关部门的9名专家进行咨询，以确定健康影响评价的结果和建议，确保优化建议的科学性和严谨性。

2. 具体评价结果

专家组结合方案编制背景，采用定性的方法，对规划条款逐一进行初步分析，识别涉及的健康决定因素，预估和描述规划实施可能产生的健康影响，从维护和促进人群健康的角度提出修改建议，形成表2–38。

（五）报告与建议

评价方将专家组意见和建议汇总整理后形成"公共政策健康影响评价意见反馈表"（相关内容参照表2–38），并提交区健康办。

区健康办结合专家组意见，另形成总体反馈意见。主要意见如下：

1.《钱塘区儿童发展"十四五"规划》内容较全面，制定的措施基本符合实际，能够科学指导下一步钱塘区儿童发展工作。

2. 该实施方案涉及的健康决定因素包括个人/行为因素中的环境因素、家庭因素、文化和政治因素、公共服务因素、食品零售、生理健康、心理健康和公平性。

3.《钱塘区儿童发展"十四五"规划》健康影响主要表现。

（1）积极影响：保障儿童生活和学习环境持续优化，提升儿童福利水平，提高儿童整体素质，促进儿童事业的繁荣发展，推动儿童事业与钱塘经济社会同步发展。

（2）可能存在的消极影响：

1）尊重儿童意愿，遵循儿童发展规律，在尊重儿童意愿的前提是有一定的规制约束。

2）省里的发展报告提到了公平性的问题，要解决儿童公平性、一体化的问题，而在本规划中未体现；此外，儿童营养健康的改善也未体现。

3）未考虑到儿童重大疾病的社会保险。

4）将儿童友好纳入城区公共政策制定中，对单一人群单项因素实施健康影响评价，工作开展可能存在难度。

5）家长在儿童身心健康方面的主动意识比较薄弱，不太了解应该怎么办。

6）平安校园创建的范围仅仅指校园欺凌，范围太窄；家长、学生对欺凌的预防和处置与教职工对欺凌的预防和处置放在一个水平线上，而学校在校园欺凌相关举措的实施上更有效。

4.针对上述消极影响，专家组提出以下建议：

（1）建议将保障儿童的生存权、发展权、受保护权和参与权中的"生存权"修改为"健康权"；将"明确儿童工作服务于钱塘区经济社会发展"改为"实现儿童事业发展与钱塘区经济社会发展同步推进"；将从儿童身心发展特点和利益出发，处理与儿童相关的具体事务，保障儿童利益最大化中，"儿童身心发展特点和利益出发"改为"健康发展的特点和利益出发"；建议将"儿童友好纳入城区公共政策制定中"补充"与已开展的一些影响评价进行融合，比如城市化的重大规划、社会影响评价、风险评价等。"

（2）建议在第二部分，儿童与健康：实现儿童身心健康共同发展1.实现全区儿童医疗保健资源供给的公平优质均衡……2.加强城乡儿童出生缺陷预防中间增加一条，合力推进儿童健康知识普及行动；在2.加强城乡儿童出生缺陷预防……3.实施儿童青少年近视防控光明行动中增加一条，改善儿童营养状况。

（3）建议在儿童与健康部分补充有关"儿童重大疾病的社会保险"相关内容；补充"对特殊儿童的康复陪护"内容，加强对家长相关知识的宣传引导。

（4）建议强化亲子教育借助学校平台，除了读书角、美术馆等活动中心的建设，学校方面可以建立关于亲子教育的沙龙讲座。

（5）建议突出学校和老师在制止和预防校园欺凌方面的作用，比如老师在校园欺凌方面加强意识的培养，提升引导和化解能力，采取有力措施；未成年人的侵害人与被侵害人，在媒体报道上要有区分。

（六）评价结果的使用

本次健康影响评价，专家组提出的30条建议被政策制订部门全部采纳（修订前后对照参见四、附件：《钱塘区儿童发展"十四五"规划》修订对照）。

四、附件：《钱塘区儿童发展"十四五"规划》修订对照

（一）政策条款落实情况

1.原文　总体目标　以促进钱塘区儿童发展与社会经济同步协调发展为总目标……

修订后：总体目标　以促进钱塘区儿童发展与社会经济同步协调发展为总目标，推动儿童成为建设社会主义现代化国家、全面推进中华民族伟大复兴而团结奋斗的接班人。

2.原文　儿童与家庭：培养儿童正确的世界观、人生观和价值观。

修订后：增加主要措施　鼓励高校志愿者到社区开展适合儿童阅读的优秀图书推介会。

3.原文　三、儿童与安全：切实减少儿童意外伤害事件的发生。

主要措施　对儿童用品实施监测和管理。组织不定期的抽查，完善检测标准和质量认证工作，实施产品召回、及时对生产与销售不合格产品的行为进行查处。

修订后：组织不定期抽查，及时对生产与销售不合格产品的行为进行查处。

▼ 表2-38　健康影响评价分析评估表（专家组意见）

序号	文件（项目）	对应的健康决定因素	描述潜在的健康影响	提出的项目修改建议
1	一、指导思想 依法保障儿童的生存权、发展权，受保护权和参与权	环境因素/ 个体行为/危险因素 公共服务可及性、公平性和质量	生存权指人们应当享有的维持正常生活所必需的基本条件的权利。 健康权与生存权密切相关。健康权是包括获得可用的、易用的、可接受的和高品质的与健康有关的设施、物品和服务以及健康的内在决定因素的权利	建议将"生存权"修改为"健康权"
2	二、基本原则 （一）坚持党的领导，明确政府责任 明确儿童工作服务于我区经济社会发展	就业因素	儿童（0～17岁）为非劳动力人口，表述上会产生歧义	建议修改为：实现儿童事业发展与我区经济社会发展同步推进
3	（二）坚持全面发展，促进共建共治共享。坚持尊重儿童意愿，遵循儿童发展规律	个体/行为/危险因素	教养孩子的方式，主要分权威式、民主式及放任式及民主式，其中以民主式最为理想。所谓民主式，就是尊重小孩的意愿与权利，同时又作出一些必要的规则约束要孩子遵守	坚持尊重儿童的天性，遵循儿童发展规律
4	（三）坚持全面发展，促进共建共治共享。 从儿童身心发展特点和利益出发，处理与儿童相关的具体事务，保障与儿童利益最大化	生理健康 心理健康	原则上应强调的是健康发展，而不是身心发展	建议将"儿童身心发展特点和利益出发"改为"健康发展的特点和利益出发"
5	三、总体目标 进一步加强社会软环境建设，处理与儿童对美好生活的需要	环境因素	社会软环境也是社会环境的一部分	建议和"紧紧抓住我省高质量建设共同富裕示范区的历史机遇，坚持儿童优先发展战略，积极推进基本公共服务均等化，不断优化儿童生存、发展、保护和参与的社会环境"部分进行整合

续表

序号	文件（项目）	对应的健康决定因素	描述潜在的健康影响	提出的项目修改建议
6	三、总体目标	环境因素 公共服务可及性、公平性和质量	儿童发展健康公平性问题	增加：城乡、区域、群体儿童发展差距进一步缩小
7	钱塘区儿童发展"十四五"规划区儿童发展重点监测指标	环境因素 个体（行为）危险因素 公共服务可及性、公平性和质量 家庭和社区	据《中国死因监测数据集2004—2017》，溺水是1~14岁儿童第一位致死原因；15~44岁人群首首位致死原因是该人群道路交通伤害	建议加入"儿童伤害死亡率"指标
8	一、儿童与家庭：培养儿童正确的世界观、人生观和价值观 主要措施 1.促进父母将儿童"立德树人"教育放在首位	家庭因素	措施相对笼统，具体实施不易理解	建议将这部分的措施清晰具体化，比如将"帮助父母认识到……"，改为"开展多场培训"
9	一、儿童与家庭：培养儿童正确的世界观、人生观和价值观 主要措施 3.提高父母的监护责任意识和能力	环境因素 个人（行为）危险因素 家庭和社区	家庭是人生的第一个课堂，父母是孩子的第一任老师。家庭是孩子成长的第一环境	建议"对父母进行指导，鼓励创造有利于儿童发展的家庭环境"改为"对父母进行指导，鼓励创造有利于儿童发展的安全、适宜、健康的家庭环境"
10	一、儿童与家庭：培养儿童正确的世界观、人生观和价值观 主要措施		—	建议将"鼓励高校图书推介会"改为"鼓励高校志愿者到社区开展适合儿童阅读的优秀图书志愿者到社区开展适合儿童阅读的优秀图书推介会/活动"
11	4.为父母建立亲子关系提供支持	文化/政治因素 其他	强化学校教育在亲子关系方面的作用	建议通过亲子教育进学校的方式，借助学校平台，增设一些讲座、沙龙等活动，更直观有效

续表

序号	文件（项目）	对应的健康决定因素	描述潜在的健康影响	提出的项目修改建议
12	二、儿童与健康心健康共同发展 1.实现全区儿童医疗保健资源供给的公平优质均衡 2.加强城乡儿童出生缺陷预防	文化/政治因素	1.《中国儿童发展纲要（2021—2030年）》（一）儿童与健康。3.加大儿童健康知识宣传普及力度…… 2.《深圳市儿童发展规划（2021—2030年）》（一）儿童与健康。（3）创新开展儿童健康知识普及教育…… 3.根据健康管理和促进的"知信行"理论，知是前提，因此要发挥健康知识科普的基础性作用，加大力度，创新载体，让儿童掌握知识和技能，才能养成健康的生活习惯	在1和2之间，增加一条：2.合力推进儿童健康知识普及行动，依托学校、医疗机构、疾控、高校科研机构、社会组织等，合力开展合理膳食、应急避险、心理健康等知识和技能的宣传普及，促进儿童养成健康行为习惯。预防、制止儿童吸烟（含电子烟）、饮酒，倡导少喝含糖饮料，少食用高糖食品。保护儿童远离商毒品
13	二、儿童与健康心健康共同发展 2.加强城乡儿童出生缺陷预防…… 3.实施儿童青少年近视防控光明行动	环境因素 公共服务可及性、公平性和质量 个体行为/危险因素 家庭和社区	1.《中国儿童发展纲要（2021—2030年）》（一）儿童与健康。10.改善儿童营养状况。…… 2.《深圳市儿童发展规划（2021—2030年）》（一）儿童与健康。（7）改善儿童营养状况。 3.浙江省推进儿童友好城市建设实施方案（十二）加强儿童健康服务体系建设。实施生命早期1000天营养健康行动，……母乳喂养促进行动。加强对儿童……营养不均衡、营养不良等风险因素和疾病的筛查、诊断、干预…… 4.合理膳食行动是健康中国行动、健康浙江行动相健康杭州四大基石之一，也是健康的核心内容，需要健康从儿童抓起	在2和3之间，增加一条：4.改善儿童营养。关注生命早期1000天营养。加强学龄前儿童营养促进行动。加强母乳喂养指导，实施婴幼儿科学喂养指导，有效控制儿童营养不良发生。加强食育教育，推动政府、企业、科研机构、中小学校等紧密协作，项目化运作、搭建平台、研发教材，培养人才队伍，预防控制儿童超重和肥胖。加强学校、幼儿园、托育机构的营养教育和膳食指导。完善食品标签体系
14	二、儿童与健康心健康共同发展 主要措施 3.实施儿童青少年近视防控光明行动	公共服务因素 文娱休闲服务	每个学校都在开展"亮眼控盲"工作，户外阳光照射的效果更好	建议加入"每天进行一个小时以上的户外室外活动"

续表

序号	文件（项目）	对应的健康决定因素	描述潜在的健康影响	提出的项目修改建议
15	二、儿童与健康：实现儿童身心健康共同发展	家庭因素 社区因素	家长在这方面的主动意识比较薄弱，不太了解应该怎么办	建议增加针对特殊儿童的康复、陪护、辅导内容，如现在身边频发的多动症、抽动症，注意力不集中等问题，家长面临机构不足，无处求助，或老师、家长意识不强，对这些问题没有认知和意识的问题
16	二、儿童与健康 主要措施	环境因素 家庭和社区 公共服务因素	《中国儿童少年营养与健康报告2016》蓝皮书显示，城市男生肥胖检出率从1985年的0.2%增长到了2014年的11.1%，而肥胖更易导致高血压，是正常学生高血压检出率的近3倍。少儿健康状况出现问题势必会加重家庭的医疗负担，尤其当少儿患有重大疾病时，家庭会面临灾难性医疗支出，甚至可能会出现"因病致贫"的现象。为了解决家庭由于少儿疾病造成的医疗负担过重的问题以及避免因家庭经济原因导致少儿无法及时就医的现象，我国不少地区通过医保政策改革，已将少儿纳入社会医疗保险的保障范畴。尽管如此，我国目前的少儿医疗保障制度仍不完善，城乡间由于经济和医疗水平的差异，对少儿的医疗保障程度也存在差异，特别是对大病的医疗保障还存在很多缺陷	建议补充"儿童重大疾病的社会医疗保险"相关内容
17	三、儿童与安全：切实减少儿童意外伤害事件的发生 主要目标	环境因素 个体/行为危险因素	伤害的意图只有两类"故意"和"非故意"，意外伤害为非专业提法	建议去掉"意外"
18	三、儿童与安全：切实减少儿童意外伤害事件的发生 主要目标 2.降低和避免儿童意外伤害发生率、减少儿童伤害所致的残疾	环境因素 公共服务可及性、公平性和质量 个体行为/危险因素 家庭和社区	逻辑问题	建议改为"预防和控制儿童伤害的发生率"

续表

序号	文件（项目）	对应的健康决定因素	描述潜在的健康影响	提出的项目修改建议
19	三、儿童与安全：切实减少儿童意外伤害事件的发生 主要措施 3.对儿童用品实施监测和管理	食品零售	对钱塘区范围内的可以及时召回，钱塘区范围外的需要考虑到"管理权限"问题	"实施产品召回，及时对生产与销售不合格产品的行为进行查处。"可能涉及"管理权限"的问题
20	三、儿童与安全：切实减少儿童意外伤害事件的发生 主要措施 4.对儿童的校园食品实施安全监督，严防食品引发的儿童伤害	环境因素 公共服务可及性、公平性和质量 个体行为/危险因素 家庭和社区	概念错误。伤害是由于物理能量如机械能、热能、电能、化学能，以及电离辐射等物质以超过机体耐受总率或者速率急性作用于机体所导致的。机制有：跌落、烧伤、溺水、道路交通伤	严防发生儿童食品安全事件
21	三、儿童与安全：切实减少儿童意外伤害事件的发生 主要措施 5.推进"平安校园"创建工作，预防和制止校园欺凌	环境因素/社区因素	平安校园范围仅仅指校园欺凌，范围太窄	平安校园表现不仅仅是校园欺凌，包括交通和校园周边治安等，建议进一步扩充
22	三、儿童与安全：切实减少儿童意外伤害事件的发生 主要措施 5.推进"平安校园"创建工作，预防和制止校园欺凌。提高教职员工、家长、学生对欺凌的预防和处置能力	文化/政治因素 其他	学校在校园欺凌相关举措的实施上更有效	建议突出老师学校的作用，加强老师的培训，强化意识，有引导能力和化解能力。同时学校也可以加强这些有力的措施
23	三、儿童与安全：切实减少儿童意外伤害事件的发生 主要措施 6.培养儿童良好的交通习惯	—	表述太过笼统	建议提一下儿童的良好交通习惯，比如"安全座椅""戴头盔"

148

续表

序号	文件（项目）	对应的健康决定因素	描述潜在的健康影响	提出的项目修改建议
24	四、儿童与教育：将立德树人作为教育的首要目标 主要措施 1.全面落实立德树人根本任务	环境因素 公共服务可及性、公平性和质量 个体行为/危险因素	健康促进学校是省卫生健康委与省教育厅联合开展的健康促进建设项目，涉及健康政策、健康环境、健康服务、健康教育等内容	推进文明校园，健康促进学校创建、省绿色学校评选工作
25	六、儿童与社会环境：建立具有钱塘特色的儿童友好型社会 主要措施 1.将儿童友好纳入城区公共政策制定中	—	对单一人群单项因素实施健康影响评价，工作开展可能存在难度	建议和已经在开展的一些影响评价进行融合，比如城市化的重大规划，社会影响评价、风险评价等
26	六、儿童与社会环境：建立具有钱塘特色的儿童友好型社会 主要措施 2.城市规划建设体现儿童视角	环境因素	社区环境太局限	这里不仅仅是社区环境，可能宏观的城区街区跟社区甚至家庭环境等公共环境更好
27	七、儿童与法律保护：严惩一切侵犯儿童合法权益的行为 主要措施 6.预防和依法严惩对儿童实施家庭暴力的违法犯罪行为	—	前边提到的是"预防和依法严惩"，但是后边阐述的内容基本是依法严惩，预防主要体现在暴力方面的宣传，内容比较薄弱	补充相关"预防"的内容
28	七、儿童与法律保护：严惩一切侵犯儿童合法权益的行为 主要措施 2.多举措预防未成年人犯罪。引导媒体客观、审慎、适度采访和报道涉未成年人案件	文化/政治因素 文化因素	适应社会发展，对信息提取的需求	建议未成年人的侵害人与被侵害人，在媒体报道上要有区分
29	七、儿童与法律保护：严惩一切侵犯儿童合法权益的行为 主要目标 5.开展强制亲职教育	—	容易产生歧义	建议改为"形成亲子教育司法服务的长效机制"

续表

序号	文件（项目）	对应的健康决定因素	描述潜在的健康影响	提出的项目修改建议
30	加强儿童与青少年心理健康公共服务	心理健康	1. 删去这句话，不影响整段意思表达，显得更加简洁 2. 心理问题的机制预防的协同性，全链条均似表达。上海、深圳版本均有类似表达 3. 更加突出发现的及时性。《中国儿童发展纲要（2021—2030年）》和深圳版本均有表述。 4. 心理健康不只是发现问题，关注负面，提升儿童心理的发展，积极应对遇到困难问题的困难问题，对于心理健康必不可少	1. "深入贯彻《健康中国行动——儿童青少年心理健康行动方案（2019—2022年）》《关于加强学生心理健康管理工作的通知》精神，落实儿童青少年心理健康行为问题和精神障碍的预防干预措施，"此句删去； 2. 加强对儿童心理异常和儿童精神疾病的预防，构建儿童心理健康教育、咨询服务、评估治疗、危机干预和心理援助公共服务网络，将心理危机干预纳入应急预案。此句删去，替换成：建立儿童心理健康全链条的预防、评估、干预和转介机制，健全问题的预防、评估、干预和转介机制，加强对家庭、学校、社会、政府协同机制，儿童心理问题的早期发现与早期干预 3. 所有中小学校均设置心理健康教育辅导站（室），并配备专（兼）职教师。增加"提高教师、家长预防和识别儿童心理异常行为的能力" 4. 段尾增加内容：设立儿童心理健康促进项目，推动高校、医疗机构、中小学校合作，加强家校社联动，以儿童视角开展生命教育，抗逆力和多元智能服务发展，培养儿童的积极心理素质，增强儿童心理韧性。广泛动员社会协同参与，大力培养儿童心理健康服务人才

4.原文　七、儿童与法律保护：严惩一切侵犯儿童合法权益的行为

修订后：增加主要措施　开展强制"亲职教育"，对符合条件的家长实施家庭教育指导。

（二）未来工作共识

部分条款虽未根据健康影响评价过程中的专家建议进行修改，但是钱塘区妇联已和参会专家达成思想共识，在今后规划实施的过程中，会积极落实专家提出的相关建议，比如和钱塘区教育局达成共识，督促学校方面建立关于亲子教育的沙龙讲座，强化亲子教育。

（**撰稿**　杜晓楠　商　涛　刘　湘；**审核**　张　萌）

专家点评

儿童是国家和民族的未来，是社会可持续发展的重要资源。为了更好地促进儿童事业的发展，保障儿童生活和学习环境持续优化，钱塘区妇联结合钱塘区国民经济和社会发展情况及儿童发展实际情况，制定《钱塘区儿童发展"十四五"规划》。该规划实施过程中的健康影响与儿童健康成长、儿童事业的发展等密不可分，完善依法保障儿童权益机制，切实维护儿童各项权益，加强社会软环境建设，满足儿童对美好生活的需要，因此有必要对其进行健康影响评价。

本案例介绍了关于《钱塘区儿童发展"十四五"规划》的健康影响评价全过程，包括规划制定背景、前期准备工作、实施过程和结果应用，可以为未来本市或者其他地市公共政策文件的健康影响评价提供参考依据。第一，合理组建专家组，基于规划涉及内容的综合性，按照"2+X"模式，从专家库中遴选钱塘区发展改革局、教育局、司法局、社发局等领域的9名专家，组建健康影响评价专家组。第二，采用多种评估方法，确定健康影响评价的结果和建议，确保优化建议的科学性和严谨性，包括文献分析法、专家观点和头脑风暴法。第三，评价视角综合全面，专家组从不同的健康决定因素出发，对规划文本提出30条的修改意见和建议。

（**点评**　张　萌　施　敏）

云南《曲靖市中心城区南片区控制性详细规划》的健康影响评价

摘要 《曲靖市中心城区南片区控制性详细规划》的健康影响评价，针对曲靖市中心城区南片区的基地现状和规划方案，开展健康风险影响评价和健康资源要素评价，明确该规划方案相较于现状的潜在健康风险和健康资源要素情况。健康风险影响评价主要包括土地使用、道路交通两个方面；健康资源要素评价包括各类健康用地和健康设施，重点关注体育设施、医疗卫生设施、社会福利设施、蓝绿空间、慢行系统、轨道交通站点。本次评价认为，规划方案相较于现状，有效降低了潜在健康风险并提供了可获得的健康资源，对促进居民身心健康具有较好的推动作用；但方案中仍存在一些尚待优化的健康风险和服务覆盖不足的健康设施，建议农田类、工业仓储用地修复后再进行利用，优化道路交通设计，进一步增加社会福利设施和轨道交通站点的服务覆盖范围。

一、背景

控制性详细规划（简称"控规"）作为我国规划体系中总体规划宏观法律效力向微观法律效力的拓展，可通过控制用地性质、开发强度和空间形态等要素来改善物质建成空间环境，从而减少污染暴露、促进健康行为、促进公众健康，是健康城市规划体系上的重要一环。在控规编制阶段进行健康影响评价并指导方案优化，能够有效促进健康理念在中微观层面城市空间建设中的落地，增强城市应对开发和更新带来的健康风险的能力。在当今城市发展由"增量"转向"存量"的背景下，有必要面向控规编制引入健康影响评价，检验并提升控规的潜在健康效益，为营造更高品质的城市空间提供健康维度的工具支撑和实践指引。

本项目以云南省《曲靖市中心城区南片区控制性详细规划》（简称《规划方案》）为案例，采用与控规编制过程深度融合的健康影响评价框架，主要关注健康相关的控规管控要素，包括土地利用、开发容量、空间形态、蓝绿空间、交通系统、公共服务等方面，为控规的编制和优化提供全过程指引。评价主要从健康风险分析和健康资源品质分析两个维度进行，并遵循"准备（含资料收集和现状诊断）—方案评价（评估）—方案优化—再评价—方案确定（控规最终成果）"的"闭环"过程，基于评价结果和健康设计策略提出控规方案优化建议。

二、评价流程确定

构建面向《规划方案》编制的健康影响评价方法体系，如图2-14所示，评价流程分为资料收集、现状诊断、方案评价（评估）、方案优化、方案确定（控规最终成果）五个阶段，评价的核心为健康风险影响评价和健康资源要素评价。针对《曲靖市中心城区南片区控制性详细规划》，开展现状和《规划方案》的风险要素、资源要素的健康影响评价，明确现状和《规划方案》的潜在健康风险和健康资源情况，并根据评价结果，为方案优化提供建议。

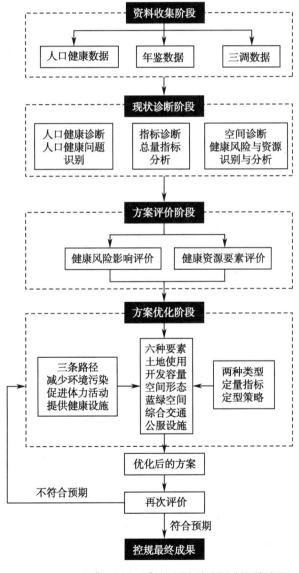

图2-14　面向《规划方案》编制的健康影响评价流程

三、实施过程

（一）评价数据库构建

评价中使用的基础数据包括人口数据、社会经济数据、行政边界数据、道路交通数据、土地利用数据。基于GIS构建健康影响评价的基础数据库，风险要素包括点、线、面三种类型，资源要素包括各类健康用地和健康设施。

（二）现状诊断

现状诊断阶段重点关注人群健康诊断、现状定量指标诊断、健康风险及健康资源要素的识别三方面内容。

（1）在人群健康诊断中，基于人口数量和年龄分布、区域高发疾病的发病率及死亡率等数据，识别区域主要人口健康问题。曲靖市城市建设面临的人群健康挑战主要体现在两个方面。首先，人口寿命偏低，整体健康水平亟待提升：2019年曲靖市人均期望寿命75.9岁，稍高于云南省75.1岁的平均值，但明显低于我国平均值（77.3岁）以及北京（82.31岁）、上海（83.66岁）、广州（82.52岁）和深圳（81.45岁）等城市。第二，肺癌发病率高，工矿污染亟待降低：曲靖市域东部县市长期属于肺癌高发病、高死亡地区，死亡率约为全国平均水平的3倍，现有资料指出，滇东地区肺癌高发主导因素是燃煤废气吸入和燃煤产生的多环芳烃在农作物、生活物品中的积累。

（2）在现状定量指标诊断中，在总量层面研判了区域影响健康的建成环境要素建设水平。指标诊断以曲靖市市辖区为范围，基于全国健康城市指标体系、"城科会健康专业委员会"健康城市指标体系，构建了包括健康环境、健康设施与服务、健康社会三个维度25个指标在内的指标诊断体系。选取云南省昆明、玉溪、保山等7个地级市作为参照城市，展开曲靖与参照城市的指标横向对比。结果显示，曲靖在健康环境方面应重点关注PM_{10}的污染防控，且由于工业用地占比高、人口密度大、人均道路面积高、公共交通服务不足、绿化覆盖率较低，存在较高的污染风险。在健康设施层面，存在医疗机构、医疗床位数和体力活动设施不足的问题。

（3）健康风险及健康资源要素的识别，旨在在空间层面帮助方案规避潜在的健康风险，促进方案对健康资源的深入挖掘利用。现状健康风险要素识别显示，受三类工矿仓储用地（部分已停产，土地置换后可能存在健康风险）、部分市政用地以及加油加气站用地影响，土地使用风险要素主要集中于紫云南路沿线，呈现团簇式分布特征；受易弥高速和紫云南路两条高等级道路影响，其沿线及交叉口区域空气污染健康风险较高。现状健康资源要素识别显示，公共开放空间仅有广场用地，缺少公园绿地；总体各类设施缺口较大，体育设施、医疗卫生设施、社会福利设施较为缺乏。

（三）评价实施

健康影响评价包括健康风险影响评价和健康资源要素评价两部分内容。

（1）健康风险影响评价：重点关注土地使用和道路系统两个方面的内容，基于评价范围和风险要素对曲靖市中心城区南片区的现状及规划方案进行评价。采用栅格赋值与叠加分析的方法，分别将现状和规划方案中的健康风险要素进行提取和分级，与居住用地、城市绿地进行系统叠加，明确规划区域内的健康风险区域。

　　土地使用要素健康风险评价结果显示，规划后风险要素的种类和面积皆大幅度减少，除了保留城市生活必要的市政用地、加油加气站用地、公交场站用地等，殡葬用地、具有较高污染或危险程度的工矿仓储用地皆已完全迁出规划范围，新增一类仓储用地远离居住用地；此外，大面积的耕地也被转化为城市用地，公园绿地的选址也尽量避开了高污染风险区域，大幅降低了土地使用风险要素的影响范围。

　　道路系统健康风险评价结果显示，规划将原本零碎的道路体系建设完整，适当降级了部分南北向贯穿片区的高速路，并在污染风险较高的道路旁设置了适宜宽度的防护绿地，有效降低了道路交通的污染风险范围与大小。

　　规划后综合健康风险影响峰值由18降为9（图2-15、图2-16），表明规划在降低区域整体健康风险层面起到了较大成效。此外，将土地使用、道路系统的风险评价结果与规划居住用地范围进行叠加，结果显示位于综合健康风险影响较高的居住用地由现状的50%左右降为5%左右，有效降低了风险要素对居民的不利影响。

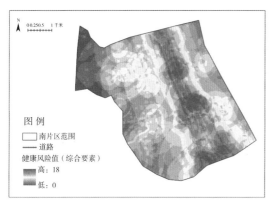

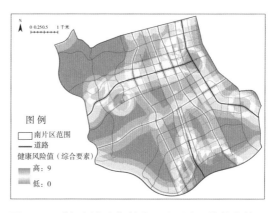

图2-15　现状健康风险影响评价综合结果　　　　图2-16　《规划方案》健康风险影响评价综合结果

　　但《规划方案》中仍存在一些尚待优化的健康风险。方案中存在部分由现状具有土壤污染风险的工业用地、农业用地等棕地转换而成的开放空间，建议针对农田类、工业仓储用地使用植被修复法、稳定化处理等棕地修复方式修复后再进行利用；规划范围东北、东南部分居住用地周边污染风险值较高，建议通过增加防护绿带宽度、降低道路等级、优化道路断面设计等方式减少健康风险对人体的影响。对《规划方案》的评价总结如表2-39所示，对《规划方案》的建议总结如表2-40所示。

▼ 表2-39　《规划方案》的评价总结

类型	规划内容	规划效果
土地使用层面	①耕地全数转化为城市建设用地； ②迁出所有健康风险较高的工矿仓储用地，新增一类仓储用地且远离居住用地； ③规整市政和道路设施用地	①降低了区域内大面积耕地带来的整体健康风险； ②减少了居住用地周边的健康风险； ③在保证城市正常运转前提下，更有利于规避和隔离市政和交通用地带来的健康风险
道路交通层面	①将道路体系建设完整； ②适当降级部分贯穿片区的南北向高速路，并配置防护绿地	①完善的道路系统更有利于公共交通工具的安排，引导居民健康出行； ②减少了高等级道路和交叉口带来的健康风险

类型	规划内容	规划效果
城市绿地层面	①在现状基础上增加了较多的城市绿地； ②规划建设了完整的绿道，尤其在原易弥高速路旁留出了足够的绿化空间； ③绿地形成具有等级体系的公园，且公园的分布避开了综合健康风险影响高的区域	①隔离风险、促进锻炼、美化环境、改善居民呼吸健康； ②打造城市特色、促进慢行、缓解城市热岛效应； ③中央公园打造特色，周边公园方便游憩，促进城市健康

▼ 表2-40 《规划方案》的建议总结

类型	尚存问题	规划建议
路网与绿化层面	部分高等级道路，尤其是新增南北向快速路周边防护绿地宽度不足； 区域中、西部部分居住区与主干路之间缺少绿化隔离设施	需根据人流量和未来发展情况合理确定新增道路的宽度，应继续进行道路断面的健康导向设计，并重点考虑绿化隔离带的宽度和形式，从而降低道路污染给城市居民带来的健康风险
土地使用方面	部分具有污染风险的现状用地转换为公共活动空间，存在健康风险； 区域东北、东南部分居住用地周边污染风险值较高	避免将具有污染风险的用地转换为公共活动空间，对于位于高污染风险地区的绿地，也应尽量避免作为活动空间； 居住用地可以通过退线、增加隔离带宽度等方式，减少健康风险

（2）健康资源要素评价：重点关注体育设施、医疗卫生设施、社会福利设施、蓝绿空间、慢行系统、轨道交通站点，基于评价范围和要素，对《规划方案》的健康资源进行评价。主要采用基于道路成本（网络）的可达性分析方法，基于路网绘制设施用地服务范围，观测各类设施可达性和服务覆盖范围，评价《规划方案》的健康促进效果。

结果显示，现状的各类设施总体缺口较大：医疗卫生设施、社会福利设施的服务覆盖率较低；缺少体育设施；公共开放空间仅有广场用地，缺少公园绿地。《规划方案》的健康资源要素可达性评价结果如表2-41所示，规划调整后的结果显示，体育设施、社会福利设施服务覆盖率分别达到56.7%和44.2%，仍存在较大设施缺口，建议在设施未覆盖范围增加相应设施，且宜结合蓝绿空间设置；医疗卫生设施、绿地开放空间、慢行系统和滨水空间的服务覆盖率较高，分别达到83.2%、96.3%、98.3%、77.1%，但城市级公园、滨水空间的覆盖率仍存在一定提升空间，建议在未覆盖范围结合水系引流增加大型集中绿地；轨道交通及BRT站点覆盖率仅有37.3%，西部及东部片区轨道交通站点的覆盖较弱，建议东西向增加公共交通衔接，改善东部及西部片区对轨道交通的可达性。

▼ 表2-41 《规划方案》健康资源要素可达性评价结果

类型	覆盖城乡居住用地占比/%	综合评价结果
体育设施	56.7	良好
医疗卫生设施	83.2	较高
社会福利设施	44.2	一般
绿地开放空间	96.3	较高
慢行系统	98.3	较高

续表

类型	覆盖城乡居住用地占比/%	综合评价结果
滨水空间	77.1	较高
轨道交通站点	37.3	较低

（四）报告与建议

根据健康影响评价结果，对于《曲靖市中心城区南片区控制性详细规划》形成主要意见如下：

1.《规划方案》相较于现状，有效降低了潜在健康风险并提供了可获得的健康资源，对于促进居民身心健康具有较好的推动作用，整体符合未来发展的要求。

2.《规划方案》的健康影响主要表现。

（1）积极影响：①《规划方案》在降低区域健康风险层面起到了较大成效，土地使用和道路交通的污染风险均大幅降低。②《规划方案》对健康资源要素进行了补充，医疗卫生设施、绿地开放空间、慢性系统和滨水空间的服务覆盖程度较好。

（2）可能存在的消极影响：方案中仍存在一些尚待优化的健康风险和服务覆盖不足的健康设施。①方案中存在部分由现状具有土壤污染风险的工业用地、农业用地等棕地转换而成的开放空间，具有一定的健康风险。②方案中存在部分高等级道路周边防护绿地宽度不足，部分居住区与主干路之间缺少绿化隔离设施。③方案中体育设施、社会福利设施的服务覆盖程度仍然较低，存在设施缺口。

3.针对上述消极影响，提出以下建议：

（1）建议针对农田类、工业仓储用地使用植被修复法、稳定化处理等棕地修复方式修复后再进行利用；同时，尽量避免将具有污染风险的用地转换为公共活动空间。

（2）建议优化道路断面设计，重点考虑防护绿带的宽度和形式，从而降低道路污染给城市居民带来的健康风险。

（3）建议在设施未覆盖范围增加相应设施，考虑将社会福利设施与社区服务设施或蓝绿空间结合设置，并进一步细化社会福利设施的等级分类。

（五）评价结果应用

根据曲靖市的健康影响评价实施过程与结果，结合国内外既有的健康设计导则、健康社区导则、健康社区建设案例，关注控规的编制内容和管控要素，进行控规通则引导应用。在土地使用、开发容量、空间形态、蓝绿空间、交通系统、公共服务设施方面，提出普遍适用的健康设计策略如下：

（1）土地使用：对于一般用地，宜在公共活动中心周边强化用地混合度；对于污染性用地，可设置缓冲区、绿化隔离带等。

（2）开发容量：通过"填充式"开发空置地块，适当增加区域容积率和建筑密度，促进用地功能混合；控制人口密度，既促进积极出行，又保证感知舒适。

（3）空间形态：对于建筑高度分区，可通过风环境分析进行引导，减少静风区比例；对于建筑形态，可以在附加图则中进行引导。

（4）蓝绿空间：对于绿色空间，将小型空闲土地资源转化为口袋公园，鼓励私有建筑附属绿地向公众开放等，增加公共空间规模；对于蓝色空间，优化河流断面设计提升水面率。

（5）交通系统：结合蓝绿空间、公共活动中心、公共交通站点、公共服务设施等，设置慢行道路系统，提升综合健康效益。

（6）公共服务设施：关注健康相关设施，如教育、养老、医疗、体育、文化等设施；布局方式考虑人群需求，居民日常使用设施保证步行可达性；对于存在健康风险的设施，如传染病医院，则应与公共建筑保持距离，远离人口密集区。

（撰稿　王　兰　孙文尧　高　悦　张海兰　丁　宁；审核　张　萌　钱　玲）

专家点评

国土空间规划是政府在空间和时间上统筹安排国土空间资源的一种方式。针对国土空间规划开展健康影响评价，在空间资源配置过程中对公共健康加以考虑，是对"将健康融入所有政策"策略的贯彻落实，更将为规划方案提供优化思路，支撑国土空间规划的决策，推动国土空间规划的健康导向，促进大众健康。

我国建构的国土空间规划体系涵盖总体规划、详细规划和相关专项规划三种规划类型。控制性详细规划通过控制用地性质、开发强度和空间形态等要素来改善建成空间物质环境，从而减少污染暴露、促进健康行为、促进公众健康，是健康城市规划体系上的重要一环。

本案例介绍了云南省《曲靖市中心城区南片区控制性详细规划》的健康影响评价，该评价由第三方评估机构（同济大学城市建设与规划学院）实施。评价实施方基于健康城市规划的"四要素三路径"，重点关注健康相关的控规管控要素，包括土地利用、开发容量、空间形态、蓝绿空间、交通系统、公共服务等方面，进行了健康风险叠加和健康资源品质两个维度的分析，并基于评价结果和健康设计策略提出了控规方案优化建议。案例所介绍健康影响评价具体实施程序和评价方法有比较好的可操作性和示范性，可供各地借鉴和参考。

另外，与《健康影响评价实施操作手册（2021版）》相关内容比较，由于所评价项目为当地指定项目，案例介绍中略过了《健康影响评价实施操作手册（2021版）》"评估准备阶段"中的"筛选"环节，并略过了相关管理环节以及"方案优化、再评估及方案确定"等阶段的描述，重点针对评估准备阶段和评估阶段进行描述。同时，本案例评价流程将"资料收集阶段"和"评价数据库构建"单独描述，两者与"现状诊断阶段"共同组成《健康影响评价实施操作手册（2021版）》的"评估准备阶段"内容，其中"现状诊断阶段"对应于《健康影响评价实施操作手册（2021版）》"评估准备阶段"中的"内容界定"环节。虽然由于评价项目本身特点，评估流程在具体细节上有些微变化，所遵循的评价程序、方法和内容与《健康影响评价实施操作手册（2021版）》是保持一致的。

（点评　钱　玲）

附　录

附录1　我国健康影响评价理论基础和方法探讨

摘要　健康影响评价不仅是落实"将健康融入所有政策"的重要抓手，而且是推进城市可持续发展的有效工具。近年来，我国在开展健康影响评价工作、建立健康影响评估制度方面做了一些探索和实践。本文在综述健康影响评价理论的基础上，结合国内外的经验、做法，提出了我国健康影响评估制度建设的基本框架思路，建议在推动城市可持续发展上，通过建立健康影响评估制度，促进各行各业把健康摆在优先发展的战略地位，把"将健康融入所有政策"的理念融入城市重大政策规划项目制定实施的全过程，加快形成健康的生活方式、生态环境和经济社会发展模式，提升居民的健康水平。

随着经济社会快速发展和疾病谱的变化，社会、自然环境和生活行为方式等因素对健康的影响越来越突出，健康问题也越来越成为一个跨部门的公共政策问题。

健康影响评价（health impact assessment，HIA）是国际通用的多学科、跨部门的影响评价工具，有利于健康风险识别、影响预判、预案设定、资源配置和公众参与等，是英国、加拿大、欧盟等国"将健康融入所有政策"的有效健康治理工具。世界卫生组织（World Health Organization，WHO）《哥德堡共同声明》（*Gothenburg Consensus Paper*，1999）将健康影响评价定义为"系统地评判政策、规划、项目对人群健康的潜在影响及影响在人群中的分布情况的一系列程序、方法和工具"，并认为健康影响评价的核心价值包括民主（democracy）、公平（equity）、可持续发展（sustainable development）、合乎伦理地使用证据（ethical use of evidence）。健康影响评估制度是上述工作的制度化，具体是指对政策、规划和项目等对人群健康可能产生的影响进行调查、分析、预测和评估，提出预防或减轻健康不良影响的意见建议和对策措施，并进行跟踪监测的一套制度安排，其实质是制度化地将对健康的考虑纳入各部门公共政策制定和实施的全过程。

从发展过程来看，健康影响评价是人类追求健康与福祉、社会正义与可持续发展的必然结果，是运用于人类健康与福祉领域的众多影响评价工具之一。健康影响评价起源于欧洲，最早是环境影响评价的一部分。随着人类在可持续发展进程中对健康社会决定因素的重视，健康影响评价的关注点从"以疾病为中心"转变为"以人为本"更广泛的健康概念，并且纳入平等和伦理原则，使得评价范围拓展至对健康公平性和对不同社会经济群体的影响。

健康影响评价能够有效地识别经济社会的变化、环境污染、不良生活方式等危险因素并分析评价其对健康的影响，从而通过预防的手段干预健康影响因素。将健康融入所有政策、规划制定和重大工程项目实施是落实健康优先理念的重要保障。在我国，健康影响评价已上升到法制化层面，2019年12月审议通过的《基本医疗卫生与健康促进法》，首次以立法的形式要求建立健康影响评估制度。全国爱卫办、健康中国行动推进办在《关于开展健康影响评价评估制度建设试点工作的通知》（全爱卫办函〔2021〕8号）中也明确要求各地进行该项制度的实践和探索。新冠病毒感染疫情使人们重新认识到城市基础设施建设、公共卫生体系建设，甚至医药卫生体制改革对健康影响的重要性，也扩展了健康影响评价在公共卫生设施、应急物资、社会治理等应用领域的内涵。因此，我们有必要结合中国国情，从健康影响评价的理论基础和方法学方面进行梳理和探索，为我国地方政府开展健康影响评价工作提供参考。

一、健康影响评价的理论基础

（一）健康影响因素的广泛性和多维性

健康是一种在生理、心理与社会适应能力上的完满状态（well-being），而不仅仅是没有疾病和虚弱现象，健康涉及生理、精神、情感、智力、环境、社会、经济与职业等多个维度。WHO和各国对健康影响因素的划分主要在4个领域范围，即环境因素，社会、文化因素，经济与产业因素和生活方式，详见附图1-1。

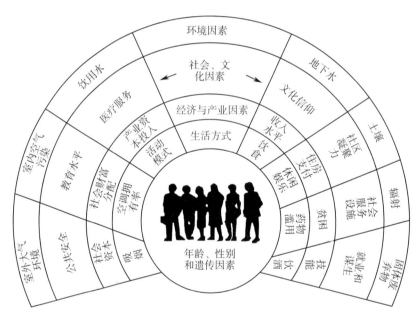

附图1-1　健康的影响因素多维性示意图

1. 环境因素

各国对环境因素的考量多从环境介质出发，部分国家也兼顾了环境管理和城市规划。在环境介质的设置原则方面，WHO和世界各国基本一致，多针对室外大气环境、室内空气污染、饮用水、地下水、土壤、辐射、固体废弃物等领域设置环境介质。各国因实际情况不同，设置了不同的监测指标。例如，针对室外大气污染设置了臭氧（O_3）、一氧化碳（CO）、可吸入颗粒物（PM_{10}）、细颗粒物（$PM_{2.5}$）、总悬浮颗粒物（total suspended particulate, TSP）、二氧化硫（SO_2）和二氧化氮（NO_2），部分城市还将室外大气中的铅作为代表性指标；各国还关注碳、木材、煤油等燃料引起的室内空气污染。为了保证水源安全，有些国家将水井比例及饮用安全水源的人数比例作为代表性指标；一些经济较为发达的国家除设置了细菌、化学、物理等饮用水常见指标外，还设置了砷、消毒副产物、硝酸盐、四氯乙烯（perchloroethylene，PCE）、镭、三氯乙烯（trichloroethylene，TCE）、铀和农药等代表性指标，来判断饮用水的质量以及安全程度。在土壤、辐射、固体废弃物方面，部分国家关注农药暴露、氡污染、有毒物质释放及固体废弃物的处理对健康的影响。除常见的环境介质因素外，部分国家关注环境管理、城市设计、生物多样性、虫媒控制等因素对健康的影响，将洪水、火灾、滑坡等自然灾害列入环境因素，并提出在城市环境规划发展中，可利用地理信息系统（geographic information system，GIS）来掌握城市植被和土地利用的情况。

2. 社会、文化因素

社会、文化因素不像环境因素那样显而易见，却无时无刻不影响着人群健康。良好和正向的社会、文化因素对健康有促进作用，所以，各国对社会文化类健康影响因素的设置原则多以社会配套和社会安全为主要内容，兼顾社会文化价值。社会配套方面，社会服务设施的便利性、公园和娱乐、医疗服务、教育、公共健康服务、就业和谋生等均在考虑范围内。此外，各国认为，涉及社会安全的因素会直接或间接地影响人群健康，如犯罪、地区声誉和安全感等。在考虑社会配套和社会安全常见因素的同时，部分国家还考虑了文化、艺术、信仰、精神、社区凝聚力、精神参与、文化价值观等因素对健康的影响，部分国家认为种族主义、歧视以及对残疾的偏见也会对健康产生重要影响。我国已有的健康影响因素多涉及社会配套和社会安全，而涉及文化精神参与、社会价值等方面的因素较少，建议在今后的工作中予以考虑。

3. 经济与产业因素

随着经济的发展和居民对健康认识的深入，社会经济因素在居民健康中发挥的作用越来越大，许多国家都认识到社会经济因素差异是造成健康不平等的重要原因之一，主要通过以下几个方面影响居民健康：通过增加收入改善个人生活环境、提高医疗保健资源获取能力；通过增加收入使个人在知识和经济社会资源获取方面更具有优势；通过增加收入使个人的工作环境得到改善，从而使其面临的健康风险更低。就经济与产业方面的健康影响因素而言，各国主要关注社会资本、社会财富分配和产业资本的投入。所以，WHO认为贫穷是环境与健康综合指标中人群健康的主要决定因素。除了贫困外，许多国家还关注财富分配、收入水平、住房支付能力、就业、教育、培训、技能发展及一些可能间接产生经济效益的因素。

4. 生活方式

WHO环境与健康综合指标中，未将生活方式单列一类，但是美国、新西兰等国家的健康影响评价案例均将生活方式作为影响健康的独立因素或代表性指标。对于生活方式类健康影响因素，各国的主要观点是在关注行为方式和生活习惯的同时，还关注精神和心理活动。所以，在考虑危险暴露等行为危险因素的同时，各国设置了如生活技能、人身安全、对未来的信心、对生活的自信、应激水平、自尊自信等精神和心理的因素或代表性指标。我国建立的环境与健康综合指标体系将吸烟、空调拥有率和活动模式作为生活方式代表性指标。也有机构将饮食、体育活动或静坐、吸烟、饮酒、毒品及药物滥用、休闲娱乐活动、生活技能等设为生活方式的代表性指标，但较少涉及精神和心理活动方面的指标。

（二）将健康融入所有政策的实践性

"将健康融入所有政策"（health in all policies，HiAP）是一项WHO在全球倡导的健康促进与发展战略，其形成大致经历了三个阶段：第一阶段"跨部门协作"。1978年《阿拉木图宣言》（Declaration of Alma-Ata）提出，公共卫生应从过去局限于卫生系统内部运作转向整个社会系统中的多个部门协作行动。第二阶段"健康的公共政策"。1986年《渥太华宪章》（Ottawa Charter of Health Promotion）将健康问题上升到公共政策的高度，认为政府各部门领导在决策前应当有意识地思考政策的实施对健康后果可能产生的影响和健康责任，从而为改善健康水平和健康公平性创造全方位的公共政策支持性环境。第三阶段"将健康融入所有政策"。2010年《阿德莱德声明》（Adelaide Statement on Health in All Policies）首次使用"将健康融入所有政策"的表述。2013年《赫尔辛基宣言》（The Helsinki Statement on Health in All Policies）正式将"将健康融入所有政策"定义为"一种以改善人群健康和健康公平为目标的公共政策制定方法，它系统地考虑这些公共政策可能带来的健康后果，寻求部门间协作，避免政策对健康造成不利影响，促进公众健康和提高健康公平。"而健康影响评价这一理念在20世纪90年代得到快速发展，特别是随着WHO提出"将健康融入所有政策"之后，逐渐从环境影响评价中脱离，并在一些国家和地区形成了独立的制度。

（三）适应现代健康模式需求

1977年美国精神病学和内科学教授Engel提出，生物医学模式应该逐渐演变为生物-心理-社会医学模式。Engel指出："为了理解疾病的决定因素，以及达到合理治疗和卫生保健模式，医学模式必须考虑到患者、患者生活在其中的环境，以及由社会设计一个弥补系统来对付疾病破坏作用，即医生的作用和卫生保健制度。"也就是说，人们对于健康和疾病的理解，不仅仅包括疾病的生理（生物学因素），还应包括患者（心理因素）、患者所处的环境（自然和社会环境因素），以及帮助治疗疾病的卫生保健体系（医疗卫生服务因素）。生物-心理-社会医学模式是根据系统论的原则建立起来的，在这个系统框架中，人们可以把健康或者疾病理解为原子、分子、细胞、组织系统再到个体，以及由个体、家庭、社区、社会等构成概念相联系的系统。健康反映的是系统内、系统间高水平的协调。恢复健康不是回到病前状态，而是代表与病前不同的、新的系统协调状态。随着生物医学模式向生物-心理-社会医学模式的逐步转变，人们对健康的认识逐步从负向到正向，也从单一地关注疾病状况扩大到关注健康影响因素以及由于健康不佳导致的各种损失。公共卫生和公共政策两大学科在实现人口健康问题上的研究范式也发生了相应的转变。

一是公共健康的实现策略从"公共卫生干预"向"公共健康政策促进"的范式转变。传统公共卫生（public hygiene）的思想和方法形成于欧洲和北美工业化时期，关注的是通过传染病防治解决城市化进程中产生的环境卫生问题，其主题是卫生运动；而现代公共健康（public health）则从自然环境转向社会环境，关注健康的社会决定因素和健康不公平背后的政策原因，此时公共健康走出了自然科学的领地，进入到一个高度"社会化"和"政治化"的领域。在这个与政府和公众行为紧密联系的公共领域中，人口健康更多是由良好的公共健康措施与社会经济条件所致，而非生物医学技术发展的结果。

二是健康权益保障从"个人权利的消极保护"向"人群健康的积极公共政策"的范式转变。传统的个人健康权益保护基于他人负有无正当理由不得侵害个体健康的义务，当不法侵害发生时，个人有权请求来自政府部门和司法机关的公力救济，但是这种保护模式存在明显的缺陷。事后救济往往会造成不可逆转的健康受损后果；个案式救济难以消除妨碍健康的危险因素，从而导致损害重复发生；遭遇立法空白或者政策失当时，个体可能面临救济无门的窘境。这种将健康侵权中不可知的风险归由当事人承担的做法，使得健康权保障期待落空。随着现代福利国家的建立，以侵权责任为基础的消极保护模式逐渐走向以国家责任为基础的"积极公共政策"保护模式。政府主动排除影响健康权实现的各种制度性障碍，并致力于改善维系公共健康的基础性社会条件。"积极公共政策"不仅被视为健康权保障的"新议题"和"新框架"，还被认为是公共健康领域"最好的社会投资"。

（四）增强卫生及政府相关部门的健康治理能力

健康治理（health governance）是指政府不同部门、卫生服务提供者、企业和社会组织、医疗服务使用者、公众等众多利益主体，为保障其健康共识和一致性行动目标的达成，而制定的一系列正式和非正式制度与规则，以推动协调一致的健康政策、策略落实以及公共健康问题解决的联合行动过程。实现健康治理目标需要强有力的政治领导和持久的政治承诺，需要明确公民、社会有效参与的途径和方式，通过不断地创新政策、制度、组织、机制来解决人们的利益冲突，并促使不同政策领域之间达成健康共识。健康治理的范围可大可小，既可以是省市等层面，也可以是全球、国家或地区层面。健康治理既可以由公共部门来执行，也可以由私立部门或者通过公私合作等形式来实现。健康治理概念和理论的提出，有助于人们更好地协调和处理多重利益相关者的关系，并通过各种制度和机制安排，落实公众健康参与机制、应对机制和问责机制，帮助人们更好地应对多重健康问题的挑战。健康治理具有治理主体多元化、治理机制多样化、治理策略不断创新和治理手段多样化等特点。详见附图1-2。

健康治理正如芬兰"将健康融入所有政策"研究首席专家Timo Ståhl所言："因为医疗卫生部门无法独自管理所有的健康威胁，需要在人群发生健康风险之前尽早采取行动，所以我们需要'将健康融入所有政策'，推进'将健康融入所有政策'的工作在很大程度上取决于卫生当局是否有能力积极寻求与其他部门的合作并施加影响"，所以实施起来会遇到诸多困难，芬兰的一项调查显示阻碍健康领域跨部门合作的因素有："增加部门工作负担、健康部门和其他部门的目标矛盾、其他部门没有将健康列入优先考虑事项、健康部门缺乏应该对健康负责的认识、对是否有健康效果缺乏证据支持等"。此外，健康部门的影响力还受制于官僚体系中的弱势地位，"将健康融入所有政策"在欧盟推行的时候就出现

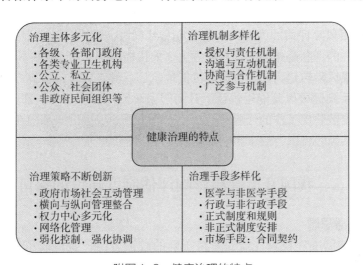

附图1-2　健康治理的特点

这样的现象："各国健康部及其部长一般都不是政府内部最强势的部门和领导。政府在政策制定时，不是考虑经济、工业和贸易政策如何促进公民的健康和福祉，而是反过来审查健康政策是否对它们做出贡献"。

面对健康问题多部门协作的困境和挑战，WHO在《"将健康融入所有政策"国家行动框架》中提出"建立支持协作的结构和程序"，其核心是形成健康问题的扁平化管理结构和中枢型连接组织。扁平化管理结构将健康治理目标和责任分配到不同政府部门，打破部门间以"条块"为基础的线性管理所产生的权责壁垒，促使各部门重视健康和社会福利，形成"健康意识"的行政文化，成为健康协作的共同价值基础，如芬兰在《各部门在促进人民健康与福利的政策、活动上的优先事项（2002—2005年）》中，规定了涉及农业、环境、教育、工业贸易、劳动、交通等11个部门的健康发展事项。

中枢型连接组织是推进各部门政策与行动协同的领导力。WHO根据各国实践发现，中枢型连接组织具有多样性，在健康促进行动中，一般由卫生健康部门发起，多部门或者机构参与；在公共卫生危机事件中，往往由政府首脑发起，所有部门共同参与；在解决公共健康的重点问题中，则往往由新机构或者已有政府部门赋权增能来监督和促进相关部门在该问题上的协同作为；在健康城市治理中，则主要由社区开展促进公众健康行动。其中，在建立部门间甚至是议会级别的健康委员会新机构中较为成功的典范是芬兰公共健康咨询委员会（the Advisory Board for Public Health），由国务委员会设立，职责是监测公共健康的发展和健康政策跨部门执行情况，有权制定促进多部门合作的国家健康政策。

作为重要的中枢型连接组织，卫生健康部门在推动"将健康融入所有政策"过程中的作用表现为：健康治理常态下，建立健康科学知识和证据的储备、实施健康服务质量和国民健康素质监测，推动和支持部门间商议健康事项等。有的国家通过立法来保障卫生健康部门的协同领导力，如2002年加拿大《魁北克公共健康法案》规定"健康和社会服务部部长是政府在公共健康问题上的顾问，在法案法规制定中涉及可能对人口健康产生重大影响的措施时都必须与之协商。"中华人民共和国国务院令第713号公布的《重大行政决策程序暂行条例》第22条也规定，重大行政决策的实施可能对社会稳定、公共安全等方面造成不利影响的，决策承办单位或者负责风险评估工作的其他单位应当组织评估决策草案的风险可控性。公共健康是影响社会稳定、公共安全等的一个潜在风险因素，在风险可控性评估中纳入健康风险评估的内容，这与我国《基本医疗卫生与健康促进法》"将健康理念融入各项政策"的理念是相通的。在公共卫生危机应对的非常态下，卫生健康部门在健康风险识别、健康风险转化为公共危机的可能性论证、健康风险预警等方面的领导力不容小觑，这直接关系到健康风险能否快速上升为国家政治议题并启动多部门协同应对机制。通过对我国新冠疫情防控工作的经验总结，可以清楚看到卫生健康部门在健康治理中所发挥的重要作用，其经验可以为健康影响评估制度落实提供重要参考。

二、我国开展健康影响评估制度建设的探讨

（一）明确指导思想

健康影响评估制度建设首先需要坚持正确的政治方向，坚持改革创新、整体统筹、实事求是、科学有效、多方参与的基本原则，将公共政策、城市规划、重大项目建设列

入健康影响评价和干预范围，把健康影响评价作为落实健康优先理念的政策性工具，推动"将健康融入所有政策"，不断提升政府和部门科学决策和现代化治理能力，全面推进健康城市建设。

（二）需要明确具体的评估目标和时间表

评估目标包括建立健康影响评价机制、制定健康影响评价的管理办法、实施计划、技术路线，以及对重大行政规范性文件和重大工程项目进行试评价和推广工作等内容，并制订明确的时间表。

（三）建立相关的工作机制

1. 建立健全工作机构

依托当地现有健康相关协调机制，如健康中国行动推进委员会、健康促进委员会、爱国卫生运动委员会等，来指导和规范健康影响评估制度建设工作，研究健康影响评估制度建设中的重大问题，共同审议和推动健康影响评估制度建设工作。日常工作由其下设办公室承担，负责组织开展健康影响评价工作，制定健康影响评估制度建设相关政策文件，编制健康影响评价技术指南等，负责健康影响评价组织、协调、实施、管理和宣传等工作。

2. 明确实施主体

健康影响评价的实施主体是公共政策和重大工程项目的拟定和实施部门，负责在公共政策出台前或重大工程项目开工前，开展健康影响评价工作，并将评估结果报办公室备案。对拟以政府名义发布的行政规范性文件，也可由办公室负责开展健康影响评价。建议重大工程项目的健康影响评价在环境影响评价时一并开展。

3. 组建专家委员会

办公室负责组织成立健康影响评价专家委员会，专家委员会负责为健康影响评价工作提供技术支持，受办公室委托组织开展评估工作，成员由办公室根据健康影响评价工作的实际需要进行推荐遴选。

公共政策健康影响评价专家应从健康影响评价专家委员会的成员中聘请，重大工程项目健康影响评价专家可以从健康影响评价专家委员会的成员中聘请，也可委托第三方机构聘请。

（四）明确健康影响评价对象及内容

1. 评估对象

（1）公共政策。以政府及其所属部门（不含卫生健康部门）名义，依照法定权限、程序制定并公开发布的，涉及公民、法人和其他组织权利义务，在本行政区域或者其管辖范围内具有普遍约束力，在一定时期内反复适用的公文。政府及各部门的内设机构发布的公文，以及转发上级政府或部门的文件，不属于评估对象。

（2）重大工程和项目。列入经济社会发展规划，由政府投资的重大工程和项目。评估适用范围先期聚焦重大民生政策、建设规划和重大公共建设工程项目。重大民生政策主要包括社会保障、环境保护、教育、医疗、公用事业等与人民群众切身利益密切相关的政策。建设规划是指城市发展、交通、住宅、产业等建设规划。重大公共建设工程项目是指机场车站、轨道交通等可产生较大公众健康影响的工程项目。

2. 评估内容

遵循大健康理念，从最广泛的健康影响因素入手，以物质环境因素、社会环境因素、生物心理因素、生活方式因素、医疗服务因素等大健康影响因素和躯体健康、心理健康、社会适应健康"三维健康观"为依据，评价相关政策、规划和项目是否存在直接或间接影响某些健康影响因素，并针对可能存在的健康风险因子，提出改进对策建议。

3. 评估方法

健康影响评价常用的方法，参见附表1-1。

▼ 附表1-1　健康影响评价常用方法

分类	具体评估方法
定性评估	专家观点、专题小组访谈、利益相关者研讨会、关键知情人访谈、公众听证会、头脑风暴法、德尔菲法、情景评估
现有资料的定量评估	系统的文献回顾
	现有人口统计和健康数据（如人口普查、调查数据，监管项目和机构报告等）
	绘制人口统计、健康状况统计或环境测量结果分布图
调查测量	测量措施： （1）有害性物质测量和评估。空气、土壤和水里的有害物质、污染物；噪声；放射性或危险环境如洪水、火灾、滑坡等的伤害风险；食品安全和营养检测；生物和病原微生物对健康影响检测等 （2）公共健康资产和资源评估。采用现场问卷或量表测试方法，对水体、土地、农场、森林、基础公共建设设施、学校和公园等建设对人们健康行为、心理健康和生活质量的影响 （3）公共政策健康影响评价。采用问卷调查或定性访谈方式进行调查 （4）卫生经济学评价研究。尤其是流行病学研究或者卫生经济学评价研究（调查、成本效益分析、测评），描述健康影响因素和健康结局之间的关联；必要时，量化关联的强度等 （5）大数据利用和分析。使用网格化的社会、经济、资源环境、健康数据。这需要把握大数据时代的便捷方法，通过海量数据辅助健康影响评价的机制研究

（五）明确评估程序

根据评估对象的健康危害性、社会敏感性和覆盖人群情况，健康影响评价可采取简易程序或标准程序进行技术评估。

1. 简易程序

健康危害性低、社会敏感度弱、覆盖人群较少的公共政策和重大工程项目可采取简易程序进行健康影响评价，评价过程只对现有材料进行书面评估，无须收集任何新的信息或数据，评估专家出具评估报告仅作简要陈述，无须出具详细技术评估报告。

2. 标准程序

对于具有潜在健康危害影响、社会关注度高、覆盖人群广泛的公共政策和重大工程项目，建议采取标准程序进行健康影响评价。主要程序包括：

（1）评估启动：为了体现健康影响评价的前瞻性，使政策草案、规划项目设计更加完善，原则上公共政策和重大工程项目的拟定和实施部门（评价实施主体）应在立项决策阶段主动组织开展健康影响评价。

（2）部门初筛：各部门在拟订公共政策时，对照健康相关因素的政策文件范围及对应健康问题清单（附表1-2），组织专家对可能涉及健康相关的因素进行初筛，最终确定是否需要进行健康影响评价，并形成书面初筛意见，交办公室备案。重大工程项目由评价实施主体在开展环境影响评价的同时，组织专家对项目可能涉及健康相关的因素进行初筛，并将初筛结果交发展改革部门审核后报办公室备案。

▼ 附表1-2 各部门涉及健康相关因素的政策文件范围及对应健康问题清单

部门	涉及健康相关因素的政策文件范围	相应健康问题
组织部门	将健康城市建设工作推进情况纳入领导干部任期考核，并将大健康专题纳入领导干部培训课大纲	健康人群
宣传部门	将公民健康素养纳入社会主义精神文明建设和提高公民文明素质的重要内容	健康文化
	将健康生活行为方式纳入文明城市活动规划	
信访部门	对健康相关信访议题进行专题分析和干预	健康人群
发展改革部门	加大对健康领域规划和投资的意见或办法	健康资源
	将健康促进与教育纳入经济和社会发展规划，加强健康促进与教育基础设施建设和目标考核管理	
	关于促进健康产业发展的举措	健康产业
	关于保障粮食供应安全的政策文件	食品供应
工业和信息化管理部门	关于加强工业节能降耗的方案或规定	健康环境
	推进企业健康促进工作	健康人群
教育和体育管理部门	关于提高学生健康素养和身心素养的办法或措施	健康素养
	关于加强和改善学校卫生环境，开展健康促进学校建设的方案及措施	健康环境
	关于学校疾病预防控制工作的规范性措施、办法	
	关于加强科学健身指导服务的规定或办法	健康人群
	关于加强公共体育场地设施建设，推动全民体育健身活动的文件	健康环境
	关于开展体育健身知识科普宣传活动的办法及措施	健康文化
民族宗教管理部门	关于向宗教人士和信教群众传播健康理念和知识的措施及办法的编制与修订	健康文化
科技管理部门	加大健康领域科学研究和产品研发立项投入	健康资源
	关于促进健康产业发展的举措	健康产业
公安部门	关于加强维护社会治安，减少犯罪的方案或措施的编制与修订	社会环境
	关于加强交通秩序管理，维护交通安全的方案或措施的编制与修订	预防意外伤害
民政部门	关于加强社会救助水平的措施及办法的编制与修订	社会救助
	关于加强社区健康和养老服务建设的政策的编制与修订	社区服务
	关于支持扶持健康领域社会组织发展的政策及办法的编制与修订	
司法部门	关于提高法律援助质量的有关工作	社会环境
	关于加强解决刑满释放和解除劳教人员社会安置帮教的工作	特殊人群
财政部门	有关地方财政发展规划和年度预算	健康资源
人力资源社会保障管理部门	城乡居民养老保险、失业保险、工伤保险等政策制度的编制与修订	社会保障
	劳动保障监察规范化管理制度的编制与修订	
	关于企业职工参加基本养老、工伤等保险水平有关问题政策的编制与修订	
	关于加强劳动保护有关事项的公共政策的编制与修订	
	将健康素养列入新职工干部培训内容	
自然资源和生态环境管理部门	将健康元素融入国土空间规划，在各类规划中合理规划医疗卫生、体育健身、公共交通等用地功能	健康环境
	关于加强地质环境保护和地质灾害防治的办法或预案的编制与修订	

续表

部门	涉及健康相关因素的政策文件范围	相应健康问题
自然资源和生态环境管理部门	关于加强全民义务植树尽责，推进国土绿化的文件	生态环境
	关于加强自然保护区建设管理的文件	
	关于预防、控制环境污染和环境健康影响评价政策和举措	生态环境 生存环境
	关于指导和协调解决跨地域、跨领域、跨部门的重大环境问题的办法或方案的编制与修订	
住房城乡建设管理部门	关于开展和指导城乡环境综合治理的实施措施或方案的编制与修订	健康环境
	重大工程项目的健康影响评价	
	在建筑设计和施工过程中加强环境、健康保护	
	关于保障性住房供给的政策性文件的编制与修订	社会公平 人居保障
文化广电旅游管理部门	关于加大健康政策和知识宣传力度，倡导建立健康文化氛围，保障健康类节目、栏目和公益广告播放的政策性文件的编制与修订	健康文化
	涉及医疗、保健、药物、健康管理类商业广告的播放前资质确认	
	关于加强旅游景点环境卫生整治、控烟管理的规范性文件的编制与修订	健康环境
	不可移动文物修缮	
	旅游景点紧急援助预案的编制与修订	预防意外伤害
	酒店宾馆健康促进工作	健康人群
交通运输管理部门	关于发展公共交通，方便群众出行的文件编制与修订	健康环境
	关于加强交通工具及车站卫生环境建设和无烟环境建设的制度性文件的编制与修订	
	关于在道路设计和施工中加强环境、健康保护	
水务管理部门	关于加强水源地保护，保障饮用水安全的措施或办法的规范性文件的编制与修订	供水安全
	关于加强供水建设与管理和农村安全饮用水管理的规定	
	关于加强污水排放与处理的文件	健康环境
农业农村管理部门	关于加强人、畜、禽粪便和养殖业的废弃物及其他农业废弃物综合利用	生态环境
	关于加强农药监督管理的政策性文件	
	关于推广有机肥和化肥结合使用，净化城乡环境的文件	
	关于提高农产品产量和质量及发展绿色有机农产品的政策性文件	食品安全
	关于提高畜禽产品产量和质量	
	人兽共患疾病防控工作预案的编制与修订	疾病防控
商务管理部门	关于落实商场、超市卫生管理和健康促进工作的文件	健康人群
应急管理部门	关于提高安全生产水平，防范安全事故的规范性文件的编制与修订	健康环境
	安全生产事故应急预案的编制与修订	预防意外伤害
	关于加强消防安全维护人民生命财产安全的方案或措施的编制与修订	
审计管理部门	加强对医疗保障资金、医院成本核算、各类社会救助资金和福利资金规范使用的审计	健康资源
国资管理部门	关于落实国有企业健康促进工作的文件	健康人群

部门	涉及健康相关因素的政策文件范围	相应健康问题
市场监管部门	重大食品安全事故应急预案的编制与修订	食品安全
	食品安全监督抽检和风险监测工作实施方案的编制与修订	
	食品生产加工小作坊、食品流通摊贩、餐饮服务摊贩及家庭集体宴席服务者备案管理的编制与修订	
	小餐饮许可审查管理办法的编制与修订	
	关于加强食品安全监管，防范区域性食品安全事故的实施方案的编制与修订	
	关于健康相关产品和服务监管办法的编制与修订	健康资源
	关于健康类知识产权保护办法的编制与修订	
	关于食品药品安全宣传和从业人员健康培训的制度及办法的编制与修订	健康环境
	关于特种设备运营维护管理的有关办法的编制与修订	
	涉及医疗、药物、保健、健康管理类的商业广告审批许可管理	健康文化
	关于落实市场卫生管理和健康促进工作的文件	健康人群
医保管理部门	关于职工医疗保险、生育保险等医疗保障筹资和待遇政策	社会保障
	关于医保基金使用的有关政策	
	关于加强医疗救助的办法及措施的编制与修订	
城管和执法管理部门	市容市貌综合管理	健康环境
	城乡垃圾处理	
	关于加强城乡环境卫生规划的文件	
	关于加强园林绿化、绿地管理等制度性文件的编制与修订	
政务服务数据管理部门	支持健康相关大数据与城市大脑平台的对接和应用	健康信息
工会	关于将健康促进与健康教育、健康管理纳入各级工会工作之中	健康人群
	倡议广大职工积极参与健康城市、健康企业建设	
团委	将健康促进与健康教育、爱国卫生纳入各级团组织工作	健康人群
	倡议广大青年、学生积极参与健康城市、健康促进学校建设	
	加强青少年健康促进工作	健康人群
妇联	将健康促进与健康教育纳入各级妇联组织工作	健康人群
	开展健康家庭培育，倡议广大妇女积极参与健康家庭建设	

（3）提交登记：评价实施主体在完成部门初筛后，对于需要进行健康影响评价的公共政策或重大工程项目，提交办公室进行登记。

（4）分析评估：评价实施主体组织5名左右相关专家组成评估组，由专家组按照健康影响评价技术流程完成后续评估工作。建议专家组可采用"（2+X）模式"，其中"2"为卫生健康领域和法律法规领域专家，"X"为根据拟订政策领域，选择相关学科专业的专家。评价过程应注重效率优先，最大限度减少行政决策时间成本。在进行评估过程中，建议以报告公示等形式动员公众参与，广泛征求并采纳合理化意见和建议，充分保障公众的知情权、参与权、表达权和监督权。

（5）报告建议：完成分析评估后，专家组应撰写健康影响评价报告和意见反馈给评价实施主体。评价报告主要反馈原政策条款可能存在的问题以及相应的修改意见，提出科学性、适宜性和可行性的修改建议，目的是提高健康水平，降低或尽可能减少消极健康影响。

（6）反馈确认：评价实施主体在收到健康影响评价报告和修改建议清单后需对照修改建议清单逐条进行分析，评价结果采纳情况需书面反馈提交至办公室登记备案，便于掌握全区域健康影响评价工作情况。

（7）结果跟踪：评估完成后，办公室应对评估措施建议的落实情况进行跟踪，并通过委托监测公众健康水平以及健康影响因素的发展趋势，以评判健康影响评价的目的和效果是否达到和实现。

（六）评估结果的开发和应用

健康影响评价报告是政府和部门制定各类政策、规划、重大工程和项目的重要依据，由办公室备案。对健康影响评价优秀案例要及时总结上报。

（七）评估工作注意事项

1.建立健康影响评估制度，开展健康影响评价工作是贯彻落实健康中国战略部署，推动"健康融入所有政策"的重要抓手。建议采取有效措施提高各部门对开展健康影响评估制度建设的重要性和必要性的认识，建议在公共政策和重大工程项目的启动初期即开展健康影响评价，减少健康危害因素。根据"先行先试、逐步完善"的工作要求，稳步推进健康影响评估制度建设工作。

2.负责健康影响评估制度建设工作的办公室要加强对各部门开展健康影响评价工作的业务指导，每年邀请重点高校、科研院所、行内专家对健康影响评价工作人员开展技术指导培训至少一次。

3.大力开展健康影响评估制度建设工作的业务宣传，倡导"将健康融入所有政策"，推动将健康影响评价工作纳入公务员初任培训及各级干部培训的内容，提升干部群众对健康影响评估制度建设工作的认识。

（撰写 李星明；审核 孙 桐 张 萌）

专家点评

本文从健康影响因素的多样性、将健康融入所有政策的实践性、运用现代健康模式需求的大众性和增强健康治理能力的保障性几方面阐述了健康影响评价的理论基础，并提出了开展健康影响评估制度建设中的方法，尤其是在指导思想、评估目标和时间表、建立相关工作机制、评估对象及内容、评估程序、评估结果和评估工作注意事项等七个方面的明确方法上进行了详尽的介绍。健康影响评估制度建设目前已在全国开展试点工作，各省试点地区工作人员及专家组成员对于健康影响评估制度建设和健康影响评价相关发展历程和理论基础的知晓和理解，将有助于保证此项工作顺利在全国不同地区开展，并且保证健康影响评价工作的实施质量。

本文具有较强的理论性和操作性，为指导各地开展健康影响评价工作提供了重要参考。

（点评 徐 勇 史宇晖）

附录2　健康影响评价中的研究方法

摘要　由于健康影响评价涉及众多的健康决定因素，健康影响评价中研究方法和研究结果的科学性、可行性、全面性尤其重要。本文对健康影响评价实施中的研究方法进行了梳理，并利用实际案例对健康影响评价中涉及的研究方法进行举例说明，以期为我国各地开展健康影响评价时选择具体研究方法或实施工具提供参考。本文分析和总结了国外45份健康影响评价指南中涵盖的常用研究方法、健康影响评价不同环节中的不同研究方法联合应用情况以及典型案例（政策评价和工程项目）中的研究方法及评价指标。此外，本文也介绍了一些新技术、新方法以及大数据在健康影响评价中的应用。未来应加强健康影响评价基础数据库和评估指标体系建设，研究建立健康影响评价技术导则体系，从而为健康影响评估制度建立提供理论和方法学支撑。

在2016年全国卫生与健康大会上，"将健康融入所有政策"（HiAP）上升为新时期国家卫生与健康工作方针的内容之一。而落实"将健康融入所有政策"，核心就是全面建立健康影响评估制度，系统评估各项经济社会发展规划和政策、重大工程项目对健康的影响，并健全监督机制。《"健康中国2030"规划纲要》和《基本医疗卫生与健康促进法》均明确提出建立健康影响评估制度。自2016年以来，作为一项涉及政府及诸多部门机构的工作，健康影响评价在我国得到了积极探索和开展。然而，仍有许多政府部门和科研机构对健康影响评价本身还比较陌生，与之相关的技术体系还亟待建立和完善。我国当前健康影响评估制度建设试点工作大多在市级和县级水平开展，基层工作人员对于健康影响评价中涉及的具体研究方法及各环节中研究方法的灵活运用略显不足，在证据取得中大多仅采用专家咨询、小组讨论等定性研究类方法。

健康影响评价中研究方法的运用对于健康影响评价实施的科学性和全面性将起到关键指导作用。本文将对健康影响评价实施各环节中的研究方法进行梳理和展望，为我国各地开展健康影响评价时选择具体研究方法或实施工具提供参考。

一、国外健康影响评价指南的内容分析

1999年WHO定义健康影响评价为系统地评判政策、规划、项目对人群健康的潜在影响及影响在人群中分布情况的一系列程序、方法和工具。

健康影响评价工具早期发展中，欧、美洲地区国家的健康机构和研究者进行了积极探索，在农业、空气、文化、能源、住房等多个领域尝试应用健康影响评价工具，以减少相关政策和项目对公共健康的影响。通过识别潜在的健康风险、问题或优势，健康影响评

价已经覆盖到了文化、体育、教育、环境、农业、工业、城乡规划、交通、住房等诸多领域。

在国际上，已经有许多国家在各个领域的规划、决策和发展的过程中引入了健康影响评价，建立了评价流程和指标体系，健康影响评价分析工具的使用逐渐成为引导各部门在开展工作的同时促进健康的新兴方向。但是在具体实施健康影响评价时，由于需要解决的具体问题的复杂多样（如农业、空气、文化、能源、住房等不同领域），以及健康社会决定因素的复杂多样，因而，不同国家地区及国际健康影响评价指南（工具）也不尽相同。

通过对国外45份健康影响评价指南的内容比较发现，45份指南对于健康影响评价过程的建议类似但不完全相同。45份指南中，33份（73%）涵盖了政策、规划或项目3个重点领域，其中16份（36%）增加了计划、服务或全面行动等重点领域；而另外12份指南则没有包括这3个重点领域。在这些指南中，34份（76%）指南仅描述了（在做出决定之前的）前瞻性设计，有9份（20%）描述了3种类型（前瞻性、并行性和回顾性）的健康影响评价，其余2份（4%）描述了前瞻性和回顾性的健康影响评价。

30份指南（67%）列出了开展健康影响评价的原则或指导价值。共同原则包括民主和公众参与，公平和平等，证据使用的道德性和透明性，可持续性，健康和健康促进的综合方法，跨学科或合作导向，以及有效利用时间和资源。

43份（96%）指南指出了实现公平和减少不平等的重要性。澳大利亚和新西兰的指南尤其关注公平，特别是新西兰的《Wha-nau-ora健康影响评价》和《注重公平的健康影响评价框架指南》。

44份（98%）指南鼓励社区参与，40份（89%）指南专门讨论了由利益相关者广泛代表组成的指导委员会。

根据资源的不同（即时间、资金、人员），可以进行多层次的健康影响评价（快速、中等和全面）。包括：桌面式评估、审查、迷你型评估、健康棱镜分析、小范围评估等快速评估方法，深入评估、大型评估、主要评估、详尽评估、健康评估等全面评估方法。29份（64%）指南讨论了将健康影响评价整合到其他影响评估过程中的问题。不同指南中健康影响评价过程的常见方法和独特内容见附表2-1。

▼ 附表2-1 国际健康影响评价指南中常见方法和独特内容

常见方法和包含以下特征的指南数	部分指南中出现的独特内容
健康影响评价定义（45份） ·（19份）引用《哥德堡共同声明》中的定义：系统判断一项政策、规划或项目对公众健康的潜在影响及该影响在人群中分布情况的一套程序、方法和工具的组合 ·（23份）涵盖《哥德堡共同声明》定义的关键词：方法组合；对健康的潜在影响；应用于政策、规划或项目；以及影响在人群中的分布情况	·1份增加明确的建议性行动，以对影响进行管理 ·1份增加对健康和公平的潜在或实际影响 ·1份是一种实用性方法 ·1份补充解释，影响可能是正面或负面的、个人或集体的、直接或间接的、即刻或延迟的 ·1份是"一种使公共卫生利益在决策中可见的做法" ·1份考虑在同一时间或同一地区进行的多个项目的集体健康影响 ·1份增加短期和长期影响

常见方法和包含以下特征的指南数	部分指南中出现的独特内容
筛选（45份） 步骤：根据提案对影响公众健康和帮助决策过程的潜力，确定哪些项目、政策、计划或规划需要进行健康影响评价的选择过程（43份） ·（32份）旨在成为一个快速的过程，强调资源的有效使用 ·（28份）包括一系列保证提案选择一致性和透明性的问题	·14份指南建议举办筛选会议或小组筛选活动 ·6份报告使用了特别的用户友好型或全面的筛选工具
范围界定（45份） 步骤：健康影响评价的进行方式，亟待研究的影响，建立框架、工作计划或职权范围的过程（44份） ·（42份）确定利益相关者或指导委员会形式 ·（40份）设定地理和人口界限 ·（30份）确定进行何种水平或类型的健康影响评价	·7份报告有全面的图表来决定进行何种程度的健康影响评价
评估（45份） 步骤：采用定量和定性相结合的方法收集和组织关于人口现状和人口健康可能受到何种影响的信息（45份） ·（34份）根据证据强度、影响可能性、健康影响规模、对减少不平等的贡献和相关性确定潜在影响的优先次序 ·（24份）包含矩阵等用于排序影响/组织信息的工具	·3份指南设立的健康影响评价形式是研讨会 ·1份指南中评估被认为是具有预测未来能力的证据
建议（34份） 步骤：制定改进建议的方法，使其对健康的积极影响最大化，负面影响最小化（45份） ·（34份）建议应该具备可行性和可实现性，利益相关者可接受，并有证据支持	·1份包括制定单独且详细的健康行动计划 ·1份应给出一个总体建议
报告（33份） 步骤：向利益相关者和决策者提供健康影响评价过程、发现和建议的相关信息（42份）	·1份提供了关于在报告中包含什么内容以及根据目标受众匹配报告类型的指导
评估/监测（41份） 步骤：反思健康影响评价进程、影响和健康结果（39份） ·（30份）发展健康影响评价领域的重要一步	·1份建议与决策者交谈以评估流程和有效性

二、健康影响评价各环节中的研究方法

健康影响评价是基于健康决定因素的生态模型，分析和评估政策、规划或工程项目是否可能对健康产生直接影响，或通过影响决定因素进而间接影响健康，是基于现有的理论、知识、工具，分析和评估可能对人群健康的影响范围及程度，而不是探讨及确定未知病因对人群健康的影响范围及程度，因而健康影响评价中大多使用现况调查、生态学研究、循证医学与系统综述的思路和方法。

由于现况调查和生态学研究是健康影响评价中常用的研究设计，因此应注意数据收集、整理与分析过程中常见的偏倚及其控制；正确选择测量工具和检测方法，包括调查表的编制；调查员和访谈人员一定要经过培训，统一标准；选择正确的统计分析方法，注意辨析混杂因素及其影响。生态学研究中可利用常规监测资料或已有资料来进行研究，因而

可以节省时间、人力和物力，且可以较快得到结果，适用于健康影响评价的评估和监测环节，但是应注意避免生态学谬误的产生，控制混杂，避免虚假关联的产生。

在强化循证理念的同时，要注重深入寻找潜在原因，加强多学科交叉研究方法的应用，收集并整合有关证据，包括定性和定量数据，必要时可采用混合方法研究，以获得充足的证据支持。就国际上系统性开展健康影响评价时，各重要环节应用到的主要研究方法总结如下，详见附表2-2。

（1）筛选：大多使用定性类方法，如利益相关者研讨会、专家观点、关键知情人访谈等。另外，采用文献综述和现有数据等方法，以实现快速评估的目的。

（2）界定：大多使用定性类方法、文献综述和现有数据进行分析。

（3）评估：在此阶段中，会基于循证理念，使用一系列方法包括访谈重点人群、调查和社区分析等。之后，整理最佳的定性和定量数据，由专家小组对数据进行分析，对健康风险进行评估和分级，并按照重要性和大小进行排序，讨论提案的实施会如何对不同人群和社区造成影响。

（4）报告：大多是由评估方向委托方提供书面形式报告，随着公众参与的增加，现在也开始更多地使用新闻媒体让大众获知报告相关内容。

（5）监测：由于监测开展所需的时间、人力、物力和财力较大，大多是利用政府部门的监测数据，或没有开展监测。

由附表2-2可发现，筛选、评估和监测是较多涉及研究方法的环节，需要进行现场调查或者收集相关数据；界定和报告环节主要是进行总结、归纳和建议。监测是评价健康影响评价是否影响了提案的后续决策过程和潜在健康的影响过程。较大的提案则需要长期的人群健康监测，用来评价健康影响评价过程中的评估预测是否准确，以及人群健康是否得到促进和改善。由于监测开展所需的时间、人力、物力和财力较大，大多是利用政府部门的监测数据，或没有开展监测。各个环节的目的和内容不同，也决定了各个环节是既相互独立，又相互联系的关系。前一个环节的研究结果是开展下一个环节的工作基础，下一个环节是对前一个环节中涉及的健康决定因素的深入分析。因此，健康影响评价体系是由一系列研究方法和工具包组成的。

健康影响评价中涉及健康社会决定因素众多，因此，在研究中不要设置过多研究问题，应选择政府重点关注、社会关注度高、健康影响大、与民生密切相关的方面进行，必要时可按照重要性和可行性进行优先排序，选定排序靠前的问题进入到评估环节。在使用现有数据或二手数据时，由于数据不是基于此次健康影响评价研究设计收集而来的，应注意对原数据质量的控制，控制选择偏倚、信息偏倚和混杂偏倚，尤其在使用连续监测数据和大数据时应格外注意。可以通过限制或严格纳入排除标准、设立对照、随机化、严格培训调查员或数据分析员、匹配、分层分析、标准化、多因素分析或灵敏度分析等方法，避免虚假关联的产生。

还应注意的是，在健康影响评价各环节中定性方法均使用较多（例如利益相关者研讨会、专家观点、小组访谈或者个人访谈等），但是由于各环节需要开展的具体目的和内容不同，即便在同一项健康影响评价研究中，同一种定性方法的具体调查对象、内容和侧重点也是不同的。此外，虽然定性研究在流行病学研究和临床研究中使用较少，但是在进行事前评价时，使用定性研究方法可以在短时间内投入少量资源获得有价值的信息，

▶ 附表2-2 健康影响评价各环节中的流行病学方法应用

发表年份	主要问题	分类	国家/城市	健康影响评价环节				
				筛选	界定	评估	报告	监测
2001	评估M1高速公路走廊规划，为再生投资战略中土地使用、交通、经济发展与健康、环境及社区影响提供建议	规划：交通道路规划	英国罗瑟勒姆、谢菲尔德	专家观点；头脑风暴	无	现有资料定量评估；小组访谈；一对一访谈；问卷调查；系统文献回顾；利益相关者研讨会	提供报告；时事通讯	问卷调查
2002	评估拟建家园地带对社区人群、商业、健康和社会保障服务提供的前瞻性健康影响	工程项目：家园地带	英国莫里斯顿镇	实地考察；文献综述	开展利益相关者研讨会	文献回顾；图表绘制；利益相关者研讨会；头脑风暴	简报；提供报告	无
2003	评估现代住房政策对居民的健康和福祉的影响，以获得最大程度的健康状况的最少负面影响	政策：住房政策	英国利物浦	专家观点；利益相关者研讨会	无	关键知情人访谈；利益相关者研讨会；系统文献回顾；问卷调查	提供报告；发放宣传材料	无
2003	评估斯洛文尼亚加入欧盟后的农业和粮食政策对健康的影响	政策：斯洛文尼亚农业和粮食政策	斯洛文尼亚	专家讨论；政策分析	无	利益相关者研讨会；现有资料评估	提供报告	回顾性评价
2004	评估全覆盖方案对残疾儿童及其家人和照料者的影响	政策：福利	英国北爱尔兰地区	利益相关者研讨会	利益相关者研讨会	文献综述；常规信息收集；利益相关者研讨会；关键知情人访谈	开展利益相关者研讨会；提供报告；时事通讯	使用常规信息定量评估；访谈；问卷调查
2004	评估水泥厂使用粉碎轮胎替代部分燃煤作为燃料可能产生的健康和社会影响	工程项目：轮胎替代煤	英国拉格比	专家观点；关键知情人访谈	无	专家观点；系统文献回顾；利益相关者研讨会	提供报告；公众听证会；公众评论与回应；邮件告知	无
2007	评估利物浦医院重建造成的健康相关的潜在影响	工程项目：利物浦医院重建项目	澳大利亚悉尼	专家讨论；文献回顾	现有人口资料；系统文献回顾；关键人员访谈	现有资料定量评估	提供报告	监测记录
2008	评估道路交通政策和干预措施对健康状况和社会决定因素的积极或消极影响	政策：道路交通政策	英国苏格兰地区	专家观点；小组讨论	无	系统文献回顾；现有资料定量评估	提供报告	无
2009	评估日本核心城市中公共健康中心建立的健康及社会影响	规划：城市规划	日本久留米市	政策分析；访谈；文献回顾	专家研讨会	政策分析；现有资料评估；问卷调查；关键知情人访谈	提供报告	无

续表

发表年份	主要问题	分类	国家/城市	健康影响评价环节				
				筛选	界定	评估	报告	监测
2010	探讨马努考式建筑形式和空间结构构规划对健康的潜在影响	规划：城市中心区规划	新西兰马努考	利益相关者研讨会	利益相关者研讨会	利益相关者研讨会；文献回顾	提供报告	无
2010	评估大型金矿对环境影响和社区健康状况的影响	工程项目：大型金矿	刚果民主共和国东方省	文献综述	已发表的文献、地方数据；利益相关者协商	基线健康数据评估分析；现有的二级数据分析；关键知情人访谈；焦点讨论小组讨论	提供报告；社区健康管理计划	社区健康管理计划的监测活动及定量数据分析
2016	评估全日制幼儿园利用对社区居民（学生和成人）健康的潜在影响	政策：教育	美国内华达州	利益相关者研讨会；专家讨论	定性方法；问卷调查	系统文献回顾；现有资料定量评估	提供报告；公众听证会；新闻播报	专家评估
2016	评估新鱼类市场和恶化区域内港口地区重建延迟对当地居民和弱势群体所造成的健康不平等	工程项目：新鱼类市场和恶化区域内港口地区重建延迟	西班牙帕萨亚湾	文献回顾	专家研讨会	专家研讨会；现有资料评估；观察；对利益相关者进行深入访谈；问卷调查；居民电话访谈	提供报告	无
2018	评估预防吸烟和烟草控制法的健康公平性	政策：葡萄牙预防吸烟和烟草控制法	葡萄牙	专家研讨会；文献综述	无	现有资料定量评估；小组讨论	提供报告	专家讨论
2019	评估拟由泡菜厂改建为家禽加工厂对周围社区和环境影响的潜在健康影响和预测	项目：拟由泡菜厂改建为家禽加工厂	美国特拉华州米尔斯博罗市	专家研讨会	专家访谈；现有人口资料；现有环境污染物暴露的数据	现有资料定量评估；实地测量；文献综述	提供报告	无
2021	评估新型冠状病毒感染期间"居家和社交距离政策"对健康和福祉的广泛影响	政策：居家和社交距离政策	英国威尔士地区	网络专家研讨会	无	系统文献回顾；现有资料定量评估；利益相关者面谈	提供报告；网络传播	专家讨论
2021	对宋卡经济特区进行快速健康影响评价	经济：宋卡经济特区建立相关政策	泰国宋卡	利益相关者研讨会	文献综述；利益相关者研讨会	现有资料定量评估；利益相关者访谈；利益相关者研讨会	提供报告；通过互联网调动公众参与	无

尤其适用于政策、规划和工程项目健康影响评价中筛选、界定和评估的环节，可以节省时间和经费，提高成本效益。鉴于政策、规划和工程项目的复杂性和多样性，定性、定量和混合研究方法可同时或者按照不同设计顺序应用，要互相补充或者同时进行探索性和验证性研究，全面了解利益相关人员、公众、政策或规划制定者、工程设计和实施者的意见和看法，全面地分析社会决定因素对健康的直接或潜在影响。定性方法中也需对研究人员进行相关培训，以提高定性调查质量和定性数据整理分析能力。

三、国外健康影响评价典型案例中的研究方法

（一）使用健康影响评价了解政策对健康和福祉的更广泛影响：威尔士新冠疫情背景下的《居家和社交距离政策》

2020年，英国威尔士公共卫生部门为应对2019冠状病毒病（COVID-19）大流行，对威尔士的《居家和社交距离政策》（简称SAH政策）进行了健康影响评价。该评估是在实施封闭管理期间实时执行的。2020年3月24日，在威尔士实施的封闭管理措施要求人们在非特殊情况下时刻待在家中，尽可能居家办公，并确保与非同居者始终保持至少两米的社交距离。该案例确定了威尔士的活动限制政策对健康和福祉的主要影响，除直接健康影响外，还包括对社会、经济、环境和心理健康的积极或消极影响。受影响人群包括儿童和青年、低收入者和女性，以及健康受到COVID-19直接影响的人，如老年人。研究结果强调健康影响评价可以带来有益影响，为政策的制定和实施以及人际间的分享式学习提供信息。

由于该案例发生在新冠疫情流行期间，同时主要涉及弱势人群，因此在研究方法中主要采取了文献综述、已有健康情报数据收集和整理、利益相关者访谈等方法。在进行证据评估时，从积极和消极两个方面，对影响的等级、时效、可能性等方面进行评估。尤其值得关注的是，该案例中还有回顾与反思环节：在报告发表8周后，召开了"回顾与反思会议"。该案例健康影响评价流程中使用到的研究方法如附表2-3。

▼ 附表2-3　英国威尔士地区《居家和社交距离政策》健康影响评价流程及研究方法

健康影响评价流程		研究方法
1.筛选		确定受影响的广泛人群和决定因素，并成立指导小组 利用社会决定因素框架评估对威尔士弱势群体的影响，如老年人、儿童和年轻人、有照顾责任的人和单亲家庭 利用威尔士健康影响评价指南标准程序部分推荐使用的两份经过验证的筛查清单，举行线上讨论会
2.范围界定		明确健康影响评价的范围以威尔士为重点 确定的研究方法是文献综述、健康情报数据整理（老年群体的人口统计数据、主要工人数量）以及对关键利益相关者的访谈（老年和儿童专员等利益相关者的统计数据）
3a. 评估——证据收集	文献综述	通过文献查阅和综合总结，找出相关的定性和定量证据和统计数据。关键词包括社交和身体距离、检疫、健康决定因素、不平等、新冠疫情、大流行、威尔士等。检索数据库有HMIC、Medline 和 PsycInfo

健康影响评价流程		研究方法
3a. 评估——证据收集	整理社区健康概况	使用界定范围和筛选清单作为收集数据的指南，以确定相关的健康情报和人口、经济、环境和社会数据/统计数据。包括收集有关受影响的人口群体和健康决定因素的数据，确定这些数据将汇总为最后报告的摘要。数据来源包括威尔士健康调查和威尔士复合贫困指数等。数据内容包括威尔士的社区贫困程度、老年人、有照顾责任的人、儿童和年轻人以及相关的社会、身体和心理健康水平。此外，还收集了有关肥胖和呼吸系统疾病（COVID-19危险因素）等疾病的死亡率和发病率水平的健康情报，以及威尔士的数字使用数据，并将这些数据与人口群体进行交叉
	利益相关者证据	采访15名确定范围内的利益相关者，以收集关键信息、知识和证据。利益相关者包括环境和公共卫生、住房、刑事司法、第三部门组织、雇主和雇员团体以及老年人和年轻人代表。半结构化访谈内容包括关于组织是否有与COVID-19和SAH政策相关的工作计划的问题；组织和服务用户面临的关键问题是什么；是否发现任何积极因素；以及哪些人群和健康结果受到影响。此外，要求受访者提供掌握的COVID-19疫情相关的公开证据和数据，以供健康影响评价参考
3b. 证据评估		对证据进行评估和特征描述，以确定积极和消极影响，并形成这些影响的规模、范围和持续时间的图像，为建议和结论提供依据。影响分为以下几类：主要、中等和极小；短期、中期和长期；正面或负面；确定的、很可能的和可能的影响。健康影响评价负责人完成专题分析，并与工作组进行讨论、验证和商定。评估确定了会受政策影响的关键健康决定因素以及易受SAH政策影响的人群。健康影响评价报告草案完成后，通过多学科公共卫生专家和访谈人员的多轮外部和内部反馈确保报告质量。根据收到的意见对报告进行修改
4. 报告和建议		指导小组进行健康影响评价报告的草拟、定稿和最后的发表。报告中包含调查结果、建议、方法、证据、数据和作为评估一部分的检查清单。政策领域包括：健康与社会关怀；商业、经济和创新；教育、儿童和青年；以及平等和正义
5. 回顾、反思和监测		报告发表8周后，召开一次"回顾与反思"会议，讨论的关键问题包括：哪些地方有效；哪些地方可以改进；到目前为止产生了哪些影响；以及团队接下来可以做哪些不同的事情

（二）美国特拉华州米尔斯伯勒对拟建家禽加工厂的快速健康影响评价

2013年，家禽加工企业Allen Harim食品公司收购了位于美国特拉华州米尔斯伯勒（Millsboro, Delaware）的一家维纳斯泡菜厂（Vlasic Pickle Plant）的旧址，并提议将该厂址改建为家禽加工厂，每周加工约200万只禽类。这引起了人们对拟建工厂影响居民健康和生活质量的担忧。该案例对拟建工厂进行了快速健康影响评价，以评估受访社区的基线环境健康问题和预期影响。评估结果发现，拟建工厂附近存在多重环境危害污染，包括两个受危险废物污染的地点，一个化工厂和一个家禽加工厂，该地区对居民各种服务提供不足，负担过重。预计在工厂加工的家禽大小和数量可能会导致空气、土壤和水污染水平的增加、额外的气味问题、交通客流量的增加以及相关的污染和安全问题。最终，健康影响评价帮助相关居民反对新家禽加工厂的建立。

由于该案例为一项工程项目健康影响评价，因此在实施时比较多地利用了来自美国环保署（EPA）的环保数据：设施排放量、空气和水污染物暴露情况、与环境危险因素相关的疾病，如癌症、肺部疾病以及死亡率等。此外，他们还利用地理信息系统（GIS）、EJSCREEN环境测绘工具、Google Earth将环境危害、风险系数等进行可视化呈现，使得拟建家禽加工厂产生的健康危害更容易理解和更被重视。该案例健康影响评价流程中使用到的研究方法如附表2-4。

▼ 附表2-4　美国特拉华州米尔斯伯勒对拟建家禽加工厂进行快速健康影响评价

健康影响评价流程		研究方法
1. 筛选		由于已经存在的环境危害，确定Harim Millsboro工厂可能会进一步加重社区已经面临的累积负担。由于该地点距离当地学校较近，儿童这一应被特殊保护的群体处于污染环境中，会对其健康产生更加严重的影响。 决定采取快速健康影响评价
2. 范围界定		范围是根据与米尔斯伯勒污染问题相关的居民意见和专家访谈确定的。 利用美国人口普查数据，调查该社区的社会人口特征、特拉华州健康和社会服务部门关于社区健康的信息，以及美国环保署关于当地设施排放量以及社区内空气和水污染物暴露情况的数据。研究人员确定了相关的污染物、基于美国环保署数据或报告的媒体报道水平，以及与这些污染物对健康相关的影响。使用地理信息系统（GIS）绘制相关地区的环境危害图。QGIS软件还用于从空间上检查危险的分布及其在人口普查组层面上与不同社会人口群体的接近程度，即非白人比例、贫困人口比例、住房拥有率、低于高中教育水平比例等
3a. 评估——证据收集	文献综述	通过对政府报告、非政府组织的报告和经同行评议的文献进行综述。
	评估维度	环境危害和污染问题的基线评估；当地居民的健康状况评估；工厂运作对环境和人体健康可能产生的消极和积极影响评估，尤其对弱势群体的评估
	数据内容	收集了有关种族、收入、就业状况、教育程度和获得医疗服务的信息。此外，还收集了关于癌症、肺部疾病、全因死亡和病因特异性死亡率以及出生结局（如出生体重）。环境危害的信息包括与每个场所相关的污染物以及接触每种毒物的潜在健康影响，包括与大型家禽加工厂相关的毒物。为了补充调查结果并确定Harim Millsboro工厂的总体影响，包括其建造产生的影响，对交通客流量增加和恶臭可能的职业健康问题等因素进行了调查。利用美国环保署的EJSCREEN环境测绘工具用于分析与交通相关的空气污染风险
	数据呈现	使用Google Earth进行可视化呈现拟建加工厂周围的工业场所；相关化学物质的名称、美国环保署标准、健康影响、致癌物分析及加工厂中该化学物质的浓度；健康评估水平（肺癌、慢性支气管炎、肺气肿、心脏病、医疗服务提供）；废物排放暴露水平（废水问题）；空气中恶臭问题（含硫化合物及含氮化合物）；职业健康问题（苛刻的工作条件、单调的任务以及使用锋利工具和在潮湿地板上滑倒可能造成的伤害、电气危害、禽流感、长期站立和受迫姿势造成的肌肉骨骼问题）；交通问题（学校周边的安全风险、旅游季节的交通拥堵、空气质量）；经济效益（就业岗位、投资、相关产业链收入）
3b. 证据评估		对证据进行评估和特征描述，以确定积极和消极影响，并形成这些影响的规模、范围和持续时间的图像，为建议和结论提供依据。影响分为以下几类：主要、中等和极小；短期、中期和长期；正面或负面；确定的、很可能的和可能的影响。健康影响评价负责人完成专题分析，并与工作组进行讨论、验证和商定。评估确定了会受政策影响的关键健康决定因素以及易受SAH政策影响的人群。健康影响评价报告草案完成后，通过多学科公共卫生专家和访谈人员的多轮外部和内部反馈确保报告质量。根据收到的意见对报告进行修改
4. 报告和建议		将健康影响评价结果交给了印第安河保护组织（POIR），进行民意调查以评估其他居民的担忧和认识，并制作出一份简要情况介绍

四、总结

在建立评估方法和指标体系时，应根据评估对象的特点，如政策类、规划类、工程项目类等，选择重点的健康社会决定因素及重要指标，以人群健康状况、生活质量及健康公平性是否受影响为结局指标进行评估，注重定性方法、混合研究方法在健康影响评价中的应用。

如何快速收集高质量的证据资料，是开展健康影响评价迫切需要解决的问题。由于新技术、新方法的不断出现，数据采集方式日益多样化和多元化，为健康影响评价数据收集带来了极大的便利，如健康医疗大数据、地理信息系统、Python技术、移动健康技术。我国从2004年开始启动国家人口与健康科学数据共享平台，随着健康医疗大数据互联互通进程的快速进行和技术普及，必将有利于健康影响评价健康状况、环境因素和生活行为等数据收集，从而实现更快和更全面地进行健康影响评价。

系统流行病学和实施性研究发展已经成为国际趋势，这也将为健康影响评价提供新的研究设计思路。系统流行病学能更好地描述影响疾病的各种复杂因素及其相关关系的网络，依靠广泛来源的大数据、不同层级的结构和功能组织的整合、网络分析方法能够更好地对健康潜在风险进行评估和监测。实施性研究将有助于健康影响评价的评估和监测环节，实现有限经费价值创造的最大化，是循证公共卫生实践目前的新兴领域，在国际上被广泛应用于多个健康领域，但在我国的应用鲜有报道，其与健康影响评价结合将有助于推进公共卫生政策的制定。

综上所述，健康影响评价中研究方法和研究结果的科学性、可行性、全面性尤其重要，有必要制定更为具体的健康影响评价方法指南和工具包，鼓励和支持对健康影响评价方法、技术规范进行科学研究，加强健康影响评价基础数据库和评估指标体系建设，研究建立健康影响评价技术导则体系，组织制定健康影响评价指南和针对不同危险因素的专项评估导则，从而为健康影响评估制度的建立提供理论和方法学支撑。

（**撰写** 史宇晖 纪 颖 郑韵婷；**审核** 孙 桐 张 萌）

专家点评

作为一项涉及政府及多部门协同的工作，健康影响评价近年来在我国得到快速发展和应用，并在政策制定、理论开发、方法学完善及实践探索等方面取得了显著成效。随着各地相关研究和试点探索的持续深入，越来越需要有更科学的方法和规范流程对实践进行指导。本文从国际健康影响评价指南中健康影响评价常用方法、独特内容以及健康影响评价各环节中的流行病学方法应用等角度，对健康影响评价实施各环节中的研究方法进行梳理和综述，为我国各地开展健康影响评价时研究方法的选择或评估内容界定提供了参考。

本文具有较强的理论性和科学性，为指导各地开展健康影响评价工作提供了重要方法学参考。

（**点评** 李星明 徐 勇）

主要参考文献

［1］中国健康教育中心.健康影响评价实施操作手册（2021版）［M］.北京：人民卫生出版社，2022.

［2］中国健康教育中心.健康影响评价理论与实践研究［M］.北京：中国环境出版集团，2019.

［3］李鲁.社会医学［M］.北京：人民卫生出版社，2019.

［4］BASKIN-GRAVES L，MULLEN H，ABER A，et al. Rapid health impact assessment of a proposed poultry processing plant in Millsboro，Delaware［J］. Int J Environ Res Public Health，2019，16（18）：3429. DOI：10.3390/ijerph16183429.

［5］陈涛，邓曙光，程珊，等.健康城市评价的研究探索［J］.中国资源综合利用，2020，38（10）：37-39.

［6］杜宗豪，班婕，张翼，等.我国环境健康综合监测指标体系建立的初步研究［J］.环境与健康杂志，2016，33（11）：988-992. DOI：10.16241/j.cnki.1001-5914.2016.11.013

［7］GREEN L，ASHTON K，AZAM S，et al. Using health impact assessment（HIA）to understand the wider health and well-being implications of policy decisions：the COVID-19 'staying at home and social distancing policy' in Wales［J］. BMC Public Health，2021，21（1）：1456. DOI：10.1186/S12889-021-11480-7.

［8］HEBERT K A，WENDEL A M，KENNEDY S K，et al. Health impact assessment：a comparison of 45 local，national，and international guidelines［J］. Environ Impact Assess Rev，2012，34：74-82. DOI：10.1016/j.eiar.2012.01.003.

［9］侯玉柱.天津中心城区既有住区儿童户外活动空间的健康影响评价（HIA）研究［D］.天津：天津大学，2018.DOI：10.27356/d.cnki.gtjdu.2018.001849.

［10］HUANG Z. Health impact assessment in China：Emergence，progress andchallenges［J］. Environmental Impact Assessment Review，2012，32（1）：45-49.

［11］李金涛，王建勋.杭州市健康治理实践［J］.中国卫生资源，2020，23（3）：289-294.

［12］卢永，李长宁.新时期健康促进的策略与选择［J］.医学信息学杂志，2017，38（1）：2-6.

［13］National Research Council.Improving Health in the United States：The Roleof Health Impact Assessment［M］. Washington（DC）：National Academies Press（US），2011.

［14］钱玲，卢永，李星明，等.国外健康影响评价的研究和实践进展［J］.中华健康管理学杂志，2018，12（3）：6.

［15］任涛，纪颖，朱正杰，等.流行病学方法在健康影响评估中的应用及展望［J］.中华流行病学杂志，2022，43（3）：424-430.

［16］宋成，罗贻洋.《美国的健康影响评估》对我国的借鉴与启示［C］//.规划60年：成就与挑战：2016中国城市规划年会论文集（03城市规划历史与理论）.2016：221-227.

［17］苏瑾，唐颖，陈健，等.上海市健康影响评估制度建设［J］.中国卫生资源，2021，24（5）：529-531.

［18］苏宁，于建平，高建华，等.公共政策健康影响评价工具探索［J］.首都公共卫生，2019，13（6）：277-280.

［19］STÅHL T. 将健康融入所有政策：构建"健康城市的"健康促进能力的途径 . 健康教育与健康促进 ［J］. 2019，14（1）：22–26. DOI：10.16117/j.cnki.31–1974/r.201901008.

［20］YANG J，SIRI J G，REMAIS J V，et al.The Tsinghua–Lancet Commission on Healthy Cities in China：unlocking the power of cities for a healthy China［J］. Lancet，2018，391（10135）：2977.

［21］王建勋 . 杭州市健康治理实施策略和路径［J］. 健康教育与健康促进，2019，14（1）：14–15.

［22］赵玉遂，徐水洋，孙均，等 . 浙江省公共政策健康影响评价工作实践［J］. 中国健康教育，2020，36（5）：482–484. DOI：10.16168/j.cnki.issn.1002–9982.2020.05.022.

［23］朱兵兵，张一鸣，赵琦，等 .《德清县创建全国"无障碍县"工作实施方案》健康影响评价［J］. 中国卫生资源，2021，24（6）：815–819. DOI：10.13688/j.cnki.chr.2021.210274.